MENOPAUSA
BEM VIVIDA

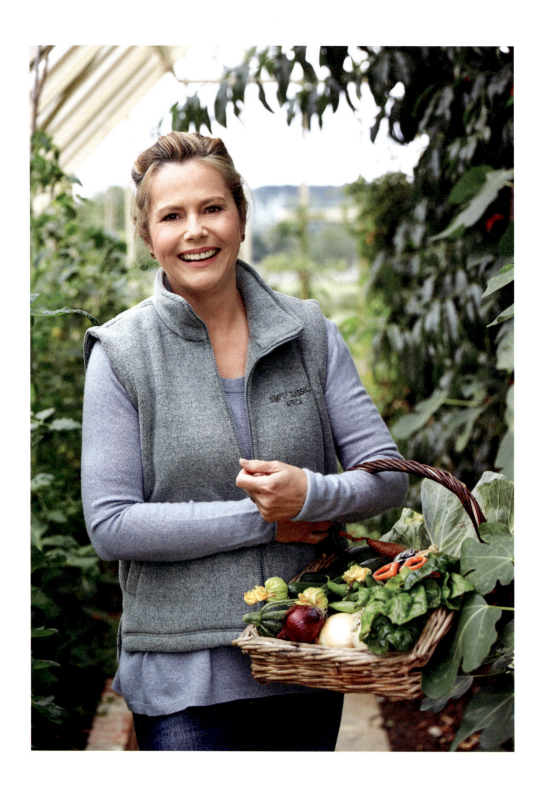

LIZ EARLE

MENOPAUSA
BEM VIVIDA

O GUIA DEFINITIVO PARA SE SENTIR
BEM E RADIANTE NA PRÉ-MENOPAUSA,
NA MENOPAUSA E DEPOIS DELA

TRADUÇÃO: MICHELE A. VARTULI

EDITORA SENAC SÃO PAULO – SÃO PAULO – 2019

Administração Regional do Senac no Estado de São Paulo
Presidente do Conselho Regional: Abram Szajman
Diretor do Departamento Regional: Luiz Francisco de A. Salgado
Superintendente Universitário e de Desenvolvimento: Luiz Carlos Dourado

Editora Senac São Paulo
Conselho Editorial: Luiz Francisco de A. Salgado
Luiz Carlos Dourado
Darcio Sayad Maia
Lucila Mara Sbrana Sciotti
Jeane Passos de Souza

Gerente/Publisher: Jeane Passos de Souza (jpassos@sp.senac.br)
Coordenação Editorial/Prospecção: Luís Américo Tousi Botelho (luis.tbotelho@sp.senac.br)
Márcia Cavalheiro Rodrigues de Almeida (mcavalhe@sp.senac.br)
Administrativo: João Almeida Santos (joao.santos@sp.senac.br)
Comercial: Marcos Telmo da Costa (mtcosta@sp.senac.br)

Projeto gráfico: Helen Ewing, Clare Sivell e Olivia Morris
Fotos: Dan Jones
Produção fotográfica: Tamzin Ferdinando
Food stylist: Natalie Thomson
Consultoria nutricional: Fiona Hunter
Edição e Preparação de Texto: Amanda Lassak
Revisão Técnica: Júlia Delellis Lopes
Coordenação de Revisão de Texto: Luiza Elena Luchini
Revisão de Texto: Karen Daikuzono
Editoração Eletrônica: Veridiana Freitas
Capa: Veridiana Freitas
Impressão e Acabamento: Gráfica e Editora Serrano Ltda

Traduzido de: *The good menopause guide*
Primeira publicação feita pela Orion Spring, Londres, 2018
Texto: Liz Earle, 2018
Produção gráfica: Orion, 2018

Todos os esforços foram empreendidos para assegurar que as informações contidas neste livro sejam exatas. As informações neste livro podem não se aplicar a cada caso individual, por isso aconselha-se procurar ajuda médica profissional para problemas específicos de saúde e antes de alterar qualquer medicação ou dosagem. Nem a editora e nem a autora aceitam qualquer responsabilidade legal por quaisquer danos pessoais ou de outro tipo, ou perdas decorrentes do uso das informações neste livro. Se você está preocupada com sua dieta ou seu regime de exercícios e deseja alterá-los, consulte antes um profissional da saúde.

Proibida a reprodução sem autorização expressa.
Todos os direitos desta edição reservados à
Editora Senac São Paulo
Rua 24 de Maio, 208 – 3º andar – Centro – CEP 01041-000
Caixa Postal 1120 – CEP 01032-970 – São Paulo – SP
Tel. (11) 2187-4450 – Fax (11) 2187-4486
E-mail: editora@sp.senac.br
Home page: http://www.livrariasenac.com.br
© Edição brasileira: Editora Senac São Paulo, 2019

Dados Internacionais de Catalogação na Publicação (CIP)
(Jeane Passos de Souza – CRB 8ª/6189)

Earle, Liz
Menopausa bem vivida : o guia definitivo para se sentir bem e radiante na pré-menopausa, na menopausa e depois dela / Liz Earle; tradução de Michele A. Vartuli. – São Paulo : Editora Senac São Paulo, 2019.

Título original: The good menopause guide
Bibliografia.
ISBN 978-85-396-3108-7 (impresso/2019)
e-ISBN 978-85-396-3109-4 (ePub/2019)
e-ISBN 978-85-396-3110-0 (PDF/2019)

1. Saúde da mulher 2. Menopausa 3. Menopausa : Nutrição e dietética (receitas) 4. Perimenopausa 5. Climatério I. Vartuli, Michele A. II. Título.

9-1068t
CDD-613.04244
BISAC HEA024000

Índice para catálogo sistemático:
1. Menopausa : Saúde da mulher   613.04244

Sumário

Nota do editor	6
Introdução	7
Parte Um: O guia	**11**
Capítulo Um: Pré-menopausa 40+	12
Capítulo Dois: Sintomas	26
Capítulo Três: TRH	42
Capítulo Quatro: Saúde dos ossos	54
Capítulo Cinco: Beleza	64
Capítulo Seis: Sexo (e relacionamentos)	78
Capítulo Sete: Emoções	86
Capítulo Oito: Conclusões	96
Parte Dois: Receitas	**99**
Alimentação para o bem-estar	100
Café da manhã	103
Lanchinhos	123
Refeições leves	135
Pratos principais	165
Sobremesas e guloseimas	203
Bebidas	219
Referências	232
Serviços	235
Índice remissivo	236
Índice de receitas	239
Sobre a autora	240

Nota do editor

Mudanças socioeconômicas, políticas e científico-tecnológicas favoreceram o amplo acesso que temos à informação. Como resultado de todos esses avanços, inclusive na área da medicina, assistimos a uma mudança significativa na expectativa de vida: se, no início do século XX, a expectativa de vida das mulheres era de 55 anos, em média – o que significa que muitas delas nem sequer experienciavam a menopausa, ou a experenciavam por um período muito curto –, hoje a realidade é outra: a menopausa afeta cada vez mais mulheres ainda ativas no mercado de trabalho do que em qualquer outra época da história.

Com uma abordagem objetiva e didática, este livro busca desmistificar a menopausa e mostrar a importância de fazer dela um tema mundialmente discutido. Com base em informações de pesquisas recentes, a autora incentiva a autonomia dessas mulheres que geralmente conciliam os desafios da menopausa com trabalho e cuidado de filhos adolescentes ou pais já idosos. Assim, ao considerar as implicações físicas e psicossociais da menopausa na rotina das mulheres, a ideia central é prepará-las para encarar essa nova fase com saúde, boa alimentação e, claro, doses de otimismo.

Com esta publicação, o Senac São Paulo pretende dialogar com mulheres de quaisquer faixas etárias que buscam esse conhecimento para viver a menopausa da melhor forma possível. Além disso, procura contribuir para o aprimoramento de todos os envolvidos com o atendimento ao público feminino, como médicos ginecologistas, nutricionistas, psicólogos e terapeutas.

Introdução

Ao longo dos últimos trinta anos escrevendo sobre saúde e bem-estar, defendi assuntos muito negligenciados – como a saúde do intestino –, mas nada me preparou para o que eu ia descobrir ao começar a pesquisar e escrever sobre a menopausa.

Assim como a maioria das mulheres, eu não fazia ideia de como seria a menopausa até que comecei a considerar minha jornada pessoal. Fiquei impressionada com a falta de informações disponíveis para mim e para milhões de outras mulheres que passavam pela mesma fase da vida. Os conselhos eram confusos, contraditórios e muitas vezes não explicavam o que acontecia com o corpo. Além disso, as soluções oferecidas eram muito simplistas e envolviam muitos "nãos", mas eu buscava informações positivas e práticas.

Eu não podia acreditar na raridade com que a menopausa era comentada na mídia (a não ser, é claro, com tom de deboche – e aqui entra a figura de uma mulher com ar cansado e suando muito). A discussão sobre o tema deveria começar, na verdade, em clínicas de fertilidade ou cursos pré-natais, para que as mulheres consigam se enxergar com uma família jovem e avançando diretamente para a pré-menopausa ou menopausa. Um dos muitos mitos a serem desmentidos, por exemplo, é o de que ter um bebê adia a menopausa: na verdade, não adia.

Quando conversei com amigas sobre a menopausa, descobri que muitas delas, levadas a acreditar nos inúmeros mitos e inverdades, ficavam confusas sobre os detalhes desse processo tão complexo, mas completamente natural. Por que essa impressionante falta de apoio? Falamos tão abertamente sobre gravidez e parto, mas, quando se trata de uma fase igualmente importante na vida de toda mulher de mais de 40 anos, o silêncio é estarrecedor.

A maioria de nós, que entramos na menopausa na média da idade, se encontra na "geração sanduíche": levando uma vida atarefada, criando filhos adolescentes e cuidando de pais idosos ao mesmo tempo em que trabalha fora. Talvez não percebemos que todo esse malabarismo nos coloca sob enorme pressão. Amigas na faixa dos 40 anos ficam intrigadas e surpresas quando digo que a insônia, o cansaço e o desânimo são sintomas muito provavelmente causados por alterações hormonais e, na maioria dos casos, são facilmente tratados com eficácia e segurança.

Com poucas orientações claras sobre o que esperar durante "a mudança" (expressão popularizada por uma geração mais velha), é fácil entender por que muitas mulheres se sentem isoladas, desorientadas, deprimidas e (o pior de tudo) envergonhadas com suas sensações. Além dos sintomas físicos, os aspectos emocionais e psicológicos dessa fase podem fazer até as mulheres mais confiantes se sentirem vulneráveis e inúteis. Muitas mulheres não se dão conta dos efeitos adversos que a menopausa pode ter sobre suas vidas no lar e no trabalho.

Exemplos disso incluem a perda de autoconfiança e a vontade de chorar por qualquer coisa. Igualmente repentino é o aumento de peso na região abdominal. Na idade madura, esse acúmulo de gordura é um fato. Além disso, a ansiedade muitas vezes é consequência: você pode começar a acordar às 4 horas da manhã com o coração disparado, o corpo "pegando fogo", e não conseguir mais dormir. Esses são só alguns dos sinais reveladores da menopausa que podem começar na faixa dos 40 anos, quando você ainda menstrua e não está nem pensando na "mudança". O fato encorajador é que uma em cada cinco mulheres não apresenta nenhum sintoma, a maioria apresenta algum desses sintomas e aproximadamente uma em cada quatro apresenta sintomas tão intensos que chegam a afetar sua qualidade de vida. A menopausa "oficial" é classificada pelos médicos como o período que vem depois de doze meses sem menstruar. O período anterior a esse é chamado de "pré-menopausa" e pode durar de dois meses a dez anos, sendo a época crucial para a leitura deste livro.

Espero que este livro também seja útil para as cerca de 3,5 milhões de mulheres acima de 50 anos, que trabalham e são tristemente negligenciadas nessa área de sua saúde. Se fizermos as contas, veremos que a menopausa afeta mais mulheres ativas no mercado de trabalho do que em qualquer época do passado, considerando que hoje estamos trabalhando por mais tempo, nos aposentando mais tarde e a maioria não prevê por quanto tempo os sintomas da menopausa podem durar. É perfeitamente normal, por exemplo, experimentar ondas de calor por mais de dez anos.

Mesmo há apenas duas gerações, a menopausa era um marco na vida das mulheres, comparada ao feito de ter "dobrado o Cabo da Boa Esperança" e estar na idade madura. Tais conotações negativas eram reforçadas pelo estigma associado a ela que, de certa forma, a tornava um assunto vergonhoso ou embaraçoso. Vale lembrar que, no início do século XX, a expectativa de vida para as mulheres era de 55 anos, em média, o que significa que muitas nem sequer chegavam a atingir a menopausa ou a experimentavam por um período muito breve.

Hoje em dia, a maioria das mulheres viverá de trinta a quarenta anos depois da menopausa. Portanto, meu conselho é encarar essa fase da vida como um momento propício para ponderar, apreciar quem nos tornamos e o que ainda podemos alcançar e fazer – ou até mudar. Felizmente, à medida que mais e mais mulheres bem-sucedidas e famosas chegam à menopausa e falam sobre o seu impacto, ela certamente deixa de ser um assunto tabu.

Com certeza, a menopausa pode ter um efeito profundo – capaz de mudar a vida em todos os sentidos! – sobre nós e também nos nossos relacionamentos com cônjuges, filhos, familiares e amigos. Se as pessoas do nosso convívio também se conscientizarem do que exatamente nos acontece durante essa fase, elas estarão mais bem preparadas para nos oferecer ajuda e apoio.

Gostaria de encorajar todas as mulheres a falar abertamente sobre os desafios (que não são poucos!) e compartilhar dicas e soluções. Meu objetivo com este livro é explorar uma área que acho fascinante e disseminar o conhecimento que acumulei durante décadas, conversando e ouvindo profissionais da saúde e do bem-estar. Quero oferecer, tanto para quem possa estar a anos da menopausa quanto para quem já está no olho do furacão, uma riqueza de conselhos saudáveis, respaldados por pesquisas atualizadas e confiáveis. Gostaria que todas se sentissem apoiadas e que, sejam quais forem os efeitos da menopausa, se sintam munidas de informações adequadas e sábias.

Naturalmente, não quero parecer pessimista demais. É perfeitamente possível passar pela menopausa de forma tranquila, enquanto outras mulheres são completamente arrasadas por ela – pois, assim como acontece na gravidez e no parto, as experiências são únicas. De qualquer forma, quero tornar a menopausa um assunto tão amplamente comentado quanto o parto – e até mesmo celebrado (por que não?). Espero que todas as leitoras se sintam confiantes de terem ferramentas à disposição, para se sentirem plenas tanto em bem-estar quanto em sua aparência. Mais do que isso, gostaria que nossas filhas acolhessem a menopausa simplesmente como mais uma fase em suas vidas, tão natural quanto libertadora.

Neste livro, você encontrará orientações sobre como equilibrar os hormônios, a importância de ter uma dieta nutritiva, os mitos e as verdades sobre a TRH, a osteoporose e como otimizar a saúde dos ossos. Também mostrarei como ter cuidados especiais com a pele e o cabelo, além de alternativas em relação ao aumento de peso e como melhorar o nível geral de energia, bem-estar emocional e autoestima.

Na segunda parte do livro, criei sessenta deliciosas receitas próprias para a fase da menopausa, para você introduzir em sua dieta, e que também podem ser apreciadas por toda a família. Incluí dicas nutricionais, o número de calorias por porção (quando a indicação está no intervalo, o menor número de calorias se refere ao maior número de porções), bem como os símbolos:

V VEGETARIANA

SL SEM LATICÍNIOS

SG SEM GLÚTEN

Sou muito grata aos especialistas da área que me cederam tanto do seu valioso tempo para compartilhar generosamente suas experiências e sugestões. Sou especialmente grata a todos os mencionados nos créditos de profissionais da saúde, na página 235.

Espero que seus novos conhecimentos sejam genuinamente proveitosos e que você receba inspiração, palavras de conforto e encorajamento para tornar essa fase da vida tão feliz, saudável e prazerosa quanto ela pode ser. Adoraria saber como vocês estão se saindo, por isso, compartilhem suas histórias e experiências, entrando em conversas nas redes sociais, usando a hashtag #goodmenopause, para incentivar e inspirar outras mulheres a ter a melhor jornada rumo à menopausa.

Com carinho,

Liz x

Liz Earle, MBE
Lizearlewellbeing.com

PARTE UM:
O GUIA

CAPÍTULO UM:
Pré-menopausa 40+

Você nunca ouviu o termo "pré-menopausa"? Se você é uma mulher nos seus 40+ anos, é bem possível que isso esteja acontecendo com você neste exato momento. De acordo com a Organização Mundial de Saúde, entre a população global de 3,5 bilhões, 1,1 bilhão de mulheres terão 50 anos ou mais até 2025, e *todas* elas já terão passado pela pré-menopausa.

Vamos começar pelas definições. Muitas vezes descrita como uma fase, a menopausa é, na verdade, o nome dado ao ano seguinte da última menstruação que a mulher tem na vida. Depois dessa data, estamos na fase da "pós-menopausa". Tecnicamente, a pré-menopausa, também conhecida como *perimenopausa*, é o momento de transição para a menopausa e é tão individual quanto uma impressão digital. *Climatério* é outra nomenclatura para se referir a essa transição entre o período reprodutivo e o período não reprodutivo da mulher. Pode durar alguns meses ou até dez anos, e todas essas durações são consideradas completamente normais, em termos médicos. Não existe certo ou errado – e, o que é chato, tampouco um teste para prever com precisão em que ponto da jornada nós estamos, ou por quanto tempo ainda vai durar.

A duração média da pré-menopausa é de aproximadamente quatro anos. As alterações hormonais podem oscilar com tanta intensidade na faixa dos 40 anos que sintomas de TPM (como ansiedade e retenção de líquidos) podem facilmente ser confundidos com a pré-menopausa, e vice-versa. Um fato que precisa ser lembrado é que, quanto mais rapidamente os ovários deixam de funcionar, maior é a probabilidade de os sintomas serem intensos. Se os sintomas da sua TPM estão durando o mês inteiro, por exemplo, então é mais provável que sejam, na verdade, sintomas da pré-menopausa.

Acho frustrante que ainda se fale tão pouco dessa fase, pois muitos distúrbios femininos desagradáveis da idade madura são causados pela pré-menopausa (e muitas mulheres podem nem se dar conta disso!), como cansaço, irritabilidade, ansiedade, insônia, problemas na bexiga, falta de libido, pele flácida e aumento de peso. Esses sintomas lhe parecem familiares? Você não está sozinha e, felizmente, muita coisa pode ser feita para amenizar tudo isso.

Apesar de a puberdade começar mais cedo hoje em dia, isso curiosamente não faz diferença na idade do início da menopausa (aos 51, em média), com sintomas que costumam começar por volta dos 45 anos em diante. De qualquer forma, hoje as mulheres de 40 anos ou mais têm uma fertilidade mais alta do que mulheres abaixo dos 20 – uma situação registrada pela última vez na década de 1940 – e o número de bebês nascidos de mães com mais de 40 anos aumentou mais de um terço. Naturalmente, essa boa notícia significa que estamos nos mantendo saudáveis e férteis por mais tempo e que podemos nos reproduzir mais tarde. Como resultado, no entanto, também aumentam as chances de termos de lidar simultaneamente com crianças pequenas e com nossos sintomas pré-menopausais.

Insuficiência ovariana prematura

Se a menopausa acontece antes dos 40 anos, ela é conhecida como insuficiência ovariana prematura (IOP), ou falência ovariana prematura (FOP), uma condição caracterizada pela perda da funcionalidade dos ovários. Existem duas complicações principais relacionadas à IOP: uma diz respeito à infertilidade e a outra a um risco maior de desenvolver problemas de saúde graves e potencialmente fatais em algumas mulheres pós-menopausais, como doença cardíaca, osteoporose e demência senil.

Na IOP, os ovários não deixam de funcionar completamente, mas sua função pode oscilar com o tempo, ocasionalmente resultando em menstruação, ovulação ou até gravidez, às vezes vários anos depois do diagnóstico.

Algumas mulheres com IOP conseguem engravidar – em torno de 5% e 10%. Embora a maioria das mulheres com IOP apresente sintomas da menopausa, aproximadamente uma em cada quatro não apresenta nenhum sintoma além da menstruação irregular ou inexistente.

A forma mais comum de diagnosticar a IOP é por meio de um teste sanguíneo. Por isso, procure seu médico se tiver essa suspeita. Se você for diagnosticada com IOP, é importante verificar o tratamento adequado para o seu caso, investigando seus níveis de hormônios e a melhor forma de equilibrá-los. Sem o tratamento adequado, há um risco maior de desenvolver condições como osteoporose e doenças cardiovasculares, por isso a intervenção precoce é fundamental.

Menopausa precoce

Se a menopausa acontece antes dos 45 anos, ela é classificada como menopausa precoce e afeta cerca de 10% das mulheres.

Não está claro o que desencadeia essa menopausa prematura, mas estudos até agora concluem que mulheres que nunca tiveram filhos, ou que fumam, moram em zonas de alta altitude, têm ou já tiveram distúrbios alimentares, trauma repentino ou algum histórico de depressão correm

Capítulo Um: Pré-menopausa 40+ 13

mais riscos. Também há um componente genético, por isso vale a pena discutir o assunto com parentes do sexo feminino e averiguar seu nível de risco.

Certas condições e procedimentos médicos também podem causar a menopausa precoce, como a remoção dos ovários, a radioterapia ou a quimioterapia. Uma histerectomia, por exemplo, remove todo o útero e pode causar a menopausa precoce mesmo se os ovários estiverem intactos. Isso porque, embora os ovários continuem produzindo estrogênio, a quantidade será muito menor, levando a essa condição.

A menopausa precoce implica um risco 50% mais alto de desenvolver doença arterial coronariana e quase 25% mais alto de morte por doença cardiovascular do que em mulheres cuja menopausa chega mais tarde, de acordo com uma análise de 32 estudos do Centro Médico da Universidade Erasmus, de Roterdã, publicada no *JAMA Cardiology*, envolvendo mais de 310 mil mulheres. Os resultados destacavam os fatores de risco cardiovascular na fase da pré-menopausa e da transição menopausal, sugerindo a necessidade de averiguar o risco de doenças cardiovasculares nessas mulheres.

Uma boa notícia é que não foi encontrada uma relação entre a menopausa precoce e o aumento no risco de acidente vascular cerebral (AVC). De fato, os cientistas não conseguem dizer com certeza se o sistema reprodutor influencia nossa saúde cardiovascular ou se a saúde cardiovascular influencia os ovários.

É claro que identificar nossa última menstruação só é fácil em retrospecto, considerando o quanto os ciclos podem se tornar irregulares durante a pré-menopausa até o momento. A menstruação pode desaparecer por seis meses seguidos e reaparecer inesperadamente, como se nunca tivesse ido embora, ou os ciclos podem se tornar mais longos ou mais curtos, o sangramento pode se tornar mais intenso ou mais fraco. Você pode perceber que sintomas como ondas de calor (os famosos fogachos), palpitação ou ansiedade surgem repentinamente junto com a menstruação, para depois desaparecerem, te deixando atordoada e se perguntando... *será mesmo que acabou?*

Para evitar quaisquer surpresas na idade madura (meu filho mais novo nasceu só algumas semanas antes do meu 48º aniversário!), os médicos costumam recomendar o uso de contraceptivos por pelo menos um ano depois do que se acredita ter sido a última menstruação para mulheres de mais de 50 anos, e por dois anos para mulheres abaixo dessa idade. Nesse caso, vale a pena sempre levar absorventes ou similares na bolsa, pois a data da menstruação pode variar.

Em comparação, pode parecer que os homens têm pouco com o que se preocupar nessa idade, mas pesquisas mostram que a fertilidade masculina também despenca após os 40 anos – aqueles que esperam até essa idade para constituir família correm um risco mais alto de suas parceiras sofrerem aborto, pois a qualidade do esperma é inferior.

Relação entre a puberdade e a menopausa

Isso deve interessar a todas as mães que têm filhas adolescentes – o maior estudo desse tipo (50 mil mulheres na pós-menopausa) descobriu que havia uma relação entre meninas que começam a menstruar cedo (antes dos 12 anos) e o fato de ter a última menstruação antes dos 45 anos. O efeito em cadeia disso é que mais mulheres sofrem de menopausa precoce, o que resulta no aumento dos problemas de fertilidade.

No grupo de estudo, a idade média das primeiras menstruações era de 13 anos e a última por volta dos 50 anos. No entanto, 14% das garotas, em média, menstruaram pela primeira vez antes dos 12 anos, e 10% menstruaram pela última vez antes dos 45 anos. Analisando esses números, Mishra (2017), da Universidade de Queensland, Austrália, descobriu que as meninas precoces tinham 31% mais probabilidade de ter menopausa também precocemente, entre os 40 e 44 anos.

Entre as mulheres que menstruaram pela primeira vez aos 13 anos, somente 1,8% teve menopausa precoce (antes dos 40 anos), e 7,2% chegaram cedo à menopausa. Mas entre as mulheres que menstruaram pela primeira vez aos 11 anos ou menos, 3,1% tiveram menopausa precoce, e 8,8% a tiveram mais cedo.

Por que quem começa cedo pode precisar constituir família cedo

O estudo também concluiu que mulheres sem filhos, que menstruaram pela primeira vez antes dos 12 anos de idade, tinham cinco vezes mais probabilidade de chegar precocemente à menopausa do que aquelas com dois ou mais filhos que menstruaram pela primeira vez com 12 anos ou mais.

As mulheres relataram dificuldade para engravidar, o que sugere uma relação entre a menstruação precoce, a infertilidade e a menopausa precoce. Se uma mulher entra na menopausa na faixa dos 30 anos, isso significa que sua fertilidade pode ter começado a cair na faixa dos 20 – parece dramático, mas isso pode ter uma influência importante nos planos de vida das gerações futuras, em termos de quando decidirem constituir família.

Diferenças globais

Não só cada uma de nós tem uma experiência única da menopausa, mas também há diferenças globais em relação à chegada da pré-menopausa. Uma pesquisa com mais de 4 mil japonesas de 45 a 55 anos confirmou a relação entre a dieta e a chegada da menopausa. O alto consumo de cálcio e soja foi significativamente associado a uma menopausa mais tardia, enquanto o oposto aconteceu com as mulheres que consumiam mais gordura, colesterol e café (HAMER; LAVOIE; BACON, 2014).

Nosso histórico hormonal

A complexidade e a extrema sensibilidade do nosso sistema hormonal podem facilmente ser perturbadas por quaisquer alterações físicas ou emocionais, e por isso é essencial equilibrar nossos hormônios durante a pré-menopausa. Para entender as mudanças sutis trazidas pela pré-menopausa, vale a pena relembrar rapidamente como todo o ciclo funciona – portanto, aqui vai a aulinha de biologia:

As mulheres nascem em média com um milhão de oócitos ou óvulos e esse suprimento começa a diminuir drasticamente por volta dos 35 anos de idade; assim, quando chegamos aos 40, esse número pode estar na faixa dos mil apenas, sem restar nenhum após a menopausa. O ciclo menstrual começa quando a glândula pituitária libera hormônios femininos (o hormônio folículo-estimulante – FSH – e o hormônio luteinizante – LH) na corrente sanguínea a cada mês, estimulando nossos ovários a produzir estrógeno e progesterona.

Estrogênio

O estrogênio não é um hormônio único. Existem três tipos principais, mas os cientistas identificaram pelo menos seis.

- O estradiol (E2) é o estrógeno dominante produzido pelos ovários.
- A estrona (E1) ocorre quando o fígado converte estradiol em estrona e está presente na pós-menopausa.
- O estriol (E3) é a fonte mais fraca de estrógeno até a gravidez, quando a placenta o produz em grandes quantidades para proteger o feto.

Cada ovário contém folículos onde os óvulos crescem graças ao hormônio folículo-estimulante, que estimula a liberação de estrogênio dentro do folículo em desenvolvimento, enquanto um segundo hormônio, o luteinizante, estimula o maior crescimento do folículo e a ovulação, na metade do ciclo.

Durante a ovulação, o folículo se rompe e libera o óvulo maduro no tubo falopiano, ao passo que o folículo vazio se transforma em uma massa de tecido denominada *corpo lúteo*, que libera progesterona e estrógeno.

Após a ovulação, o corpo lúteo produz progesterona, que faz a mucosa do útero ficar mais espessa, preparando para a implantação de um óvulo fertilizado. Durante essa fase lútea, se o óvulo for fertilizado pelo espermatozoide e se fixar ao útero, o corpo lúteo continua a produzir progesterona para manter a gravidez no caminho certo, até que a placenta se desenvolva o suficiente para assumir a produção de progesterona pelo resto da gestação.

Gosto de pensar no estrogênio como também o hormônio da beleza – pois o que se relaciona com a ideia de "ser feminina e mulher" vem em grande parte desse hormônio. É ele que mantém nosso cabelo sedoso, que faz nossos olhos brilharem durante a ovulação (algumas pessoas dizem que conseguem detectar o início de uma gravidez apenas olhando nos olhos), que deixa a pele macia, aumenta a libido e é responsável pela manutenção de todo o nosso sistema reprodutor.

Imagine, então, como tudo pode mudar quando os sinais estimuladores de hormônios dos nossos ovários para o cérebro começam a falhar durante a pré-menopausa, até a progesterona não ser mais produzida (como resultado da falta de estrogênio). Não é à toa que passamos a notar diferenças sutis, quase imperceptíveis, na forma como nos sentimos – e na nossa aparência – antes mesmo que os sintomas principais apareçam.

A bexiga, os vasos sanguíneos, os ossos, o cérebro, os seios, a pele, o coração, o fígado, o trato urinário, o cabelo, as mucosas e os músculos pélvicos contêm receptores de estrogênio. Isso significa que todos eles precisam de estrogênio para o funcionamento regular da célula – por isso, quando os níveis caem, podemos sentir os sintomas em todo o nosso corpo! (Veja no próximo capítulo, página 26.)

Além dos hormônios

Considerando que (com sorte) provavelmente viveremos por muito tempo depois da menopausa, a melhor abordagem é planejar com antecedência, analisando exatamente como o nosso corpo está mudando, como equilibrar nossos hormônios e otimizar nossas chances de ter uma menopausa saudável. Assim como muitas mães que trabalham, sou a primeira que se coloca no fim da própria lista de afazeres (se é que apareço nela, sinceramente), mas a pré-menopausa é uma boa época para respirar fundo e examinar sua vida até aquele ponto. Se você priorizar a sua saúde e bem-estar, poderá prevenir doenças crônicas ou graves no futuro.

Esteja preparada

É fato que somos constantemente alertadas sobre a necessidade de nos responsabilizar pela nossa saúde. Por isso, seria muito útil começar a anotar sua pressão arterial e índice de massa corpórea (IMC), atualizando esses dados anualmente para que quaisquer variações sejam monitoradas pelo seu médico.

Existem doenças hereditárias na sua família e, se sim, em que idade elas começaram? Existe, por exemplo, algum histórico de osteoporose ou doença cardiovascular? É importante entender todos os fatores de risco, pois embora as chances de a mulher ter um ataque cardíaco antes da menopausa sejam muito menores do que as do homem, essas chances se tornam bem mais altas após a menopausa.

Estima-se que 40% dos cânceres poderiam ser evitados com mudanças no estilo de vida. É entre os 40 e 50 anos que medidas positivas podem ser tomadas para reduzir o risco de desenvolver câncer e doenças crônicas como diabetes tipo 2, doenças cardiovasculares, osteoporose e demência senil.

MANTENHA-SE ATIVA. Não são só nossos genes que desempenham um papel importante na forma que envelhecemos, mas também nosso estilo de vida, conforme mostrou um estudo de 2013 do Colégio Universitário de Londres, ao monitorar os hábitos de prática de exercícios em pessoas na faixa dos 60 anos, concluindo que aquelas que se exercitavam envelheciam de forma mais saudável e eram sete vezes mais resistentes a doenças graves do que aquelas que não se exercitavam (HEDERSTIERNA *et al.*, 2009).

O CONTROLE DO PESO deveria ter destaque na agenda, pois um em cada vinte casos de câncer está relacionado ao sobrepeso ou obesidade. De acordo com a Cancer Research UK, o sobrepeso pode causar até treze tipos de câncer. Quem perceber que está ficando em "formato de maçã" (também conhecido como "gordura da idade madura") precisa tomar cuidado, pois o acúmulo de gordura na região abdominal pode estar especificamente ligado ao câncer nos intestinos, rins, pâncreas e mama. Os cientistas não sabem ao certo o motivo, mas pode ter relação com a rapidez com que certas substâncias químicas da gordura entram na corrente sanguínea.

A SAÚDE BUCAL também precisa ser priorizada nessa fase, pois as gengivas e outros tecidos em nossa boca começam a mostrar sinais de retração. À medida que envelhecemos, produzimos menos saliva, e isso permite que as bactérias se fixem nos nossos dentes e gengivas, tornando-os mais vulneráveis às cáries. Estudos revelam uma relação entre a placa bacteriana e a placa que se forma nas artérias, resultando na aterosclerose, um fator importante nas doenças cardiovasculares. Pode parecer estranho, mas, se já existe um histórico familiar de doenças cardiovasculares, é aconselhável consultar um dentista a cada seis meses (ou mesmo a cada três meses), para manter a placa sob controle.

EXAMES OFTALMOLÓGICOS detectarão quaisquer alterações na visão, como a presbiopia (também conhecida como "vista cansada"), que resulta na necessidade de óculos de leitura e, em geral, coincide com a pré-menopausa. É um bom momento para falar com seu oftalmologista caso utilize lentes de contato, pois durante a pré-menopausa você pode notar maior intolerância a elas em razão da síndrome do olho seco, que causa irritação e coceira nos olhos. Talvez seja necessário você começar a usar mais os óculos e limitar o uso das lentes de contato, pois o declínio dos hormônios afeta os tecidos oculares e a produção de lágrimas. Você também pode notar sintomas como visão embaçada, ardência e sensação de ter um cisco no olho.

Aqui estão algumas dicas:

Carregue um frasco de colírio lubrificante na bolsa, especialmente se você fica sentada na frente do computador por muito tempo.

Invista em óculos de sol de boa qualidade, para ajudar a proteger os olhos contra a catarata e a degeneração macular por idade.

Crie o hábito de usar óculos de sol em dias ensolarados e com vento, para evitar que seus olhos fiquem ressecados e sensíveis.

Quem toma kefir (um superiogurte probiótico) regularmente relata, em muitos casos, uma melhora na saúde dos olhos.

A PERDA DE AUDIÇÃO deve ser monitorada por um fonoaudiólogo – especialmente porque pesquisas mostram que cerca de 40% das pessoas com mais de 50 anos apresentam algum tipo de perda de audição (esse número sobe para 70%, aos 70 anos). O estrogênio tem um efeito protetor do sistema auditivo. Um estudo sueco revelou que a menopausa funciona como um gatilho para uma rápida perda de audição por idade em mulheres saudáveis, começando no ouvido esquerdo (VAN VOORHIS *et al.*, 2001).

Caso haja um histórico de perda de audição congênita, isso pode começar a acontecer a partir dos 40 anos. Esse é outro sintoma pouco conhecido causado pela queda do nível de estrogênio no corpo.

Por isso, proteja sua audição o máximo possível, evitando ambientes e aparelhos barulhentos e usando protetores auriculares. Já existem aplicativos gratuitos que permitem aos usuários verificar sua capacidade auditiva e identificar ambientes com muitos ruídos.

SAÚDE DO INTESTINO. Cada vez mais as pesquisas científicas e médicas estão provando que a saúde do intestino tem a maior e mais significativa influência no humor, nas emoções e no bem-estar mental. A depressão costumava estar associada a baixos níveis de serotonina no cérebro (o neurotransmissor ao qual costuma ser atribuída a nossa felicidade), mas agora sabe-se que até 90% dessa substância química reguladora do humor são produzidos, na verdade, no intestino. Por isso, nessa fase é mais importante do que nunca manter altos nossos níveis de bactérias benéficas.

Infelizmente, nossos níveis de bactérias amigáveis no intestino podem diminuir após os 55 anos, especialmente no intestino grosso. Como resultado, ficamos mais propensas a sofrer de má digestão, intolerâncias alimentares e aumento generalizado do risco de doenças intestinais. A constipação é mais frequente à medida que envelhecemos, pois o fluxo de sucos digestivos do estômago, fígado, pâncreas e intestino delgado diminui, tornando cada vez mais importante manter-se bem hidratada e consumir alimentos não processados, além de frutas, vegetais frescos e muita fibra. Defendo muito o uso de suplementos probióticos com cepas múltiplas, em qualquer idade. Doses diárias de iogurte fresco natural e kefir também estão no topo da minha lista de alimentos para a menopausa (ver a receita de kefir na página 220).

AME SEU FÍGADO. Ele pode ser o maior órgão maciço do corpo, mas poucos de nós o reconhecemos como o órgão central do metabolismo. Quando relaxamos ou dormimos, um quarto do sangue do organismo fica armazenado nele. Nosso esforçado fígado recebe sangue arterial fresco e sangue que traz produtos da digestão do intestino; ele também identifica substâncias tóxicas (como o álcool), convertendo-as em resíduos inofensivos e ganhando, assim, a reputação de unidade de remoção de detritos do corpo.

Como o fígado tem a tarefa de processar o excesso de hormônios, gosto de lhe dar um apoio muito necessário, ingerindo sucos e alimentos purificadores, como alcachofra, aspargo, beterraba, cenoura e alho em muitos pratos e receitas do dia a dia. Uma planta medicinal que faz maravilhas para o fígado é o cardo-mariano, que estimula a desintoxicação, além de ser excelente para curar ressaca. Você pode encontrá-la em boas lojas de produtos naturais ou pela internet, no formato seco, como extrato herbal ou em cápsulas.

PARE DE FUMAR. Não preciso lembrar dos efeitos extremamente prejudiciais do tabagismo na nossa saúde – não só nos pulmões, pele, saúde bucal e dos olhos, mas também na fertilidade. Inúmeros estudos relacionam a infertilidade com o tabagismo, pois substâncias químicas da nicotina reduzem a função ovariana.

De acordo com a Clínica Mayo, mulheres que fumam regularmente também podem entrar na menopausa um ano ou dois antes das não fumantes. Também descobriram que quem continua a fumar após a menopausa corre mais risco de desenvolver câncer de mama em comparação com as não fumantes – além de a pele envelhecer mais rápido. Resumindo: é melhor apagar esse cigarro.

O que beber

Minhas amigas e eu costumávamos nos deliciar com uma taça de vinho com certa frequência, mas nossa tolerância ao álcool definitivamente diminuiu. Durante a pré-menopausa e depois, a quantidade de água no corpo é reduzida. Por isso, qualquer álcool consumido fica mais concentrado no sangue e, consequentemente, mais potente. Acompanhar cada copo de álcool ingerido com um copo d'água é uma excelente maneira de evitar isso.

Não posso deixar de enfatizar os inúmeros benefícios da hidratação, especialmente nessa fase da vida. Da pré-menopausa em diante, o corpo sente como se estivesse efetivamente "secando", então é essencial manter um consumo saudável de líquidos. As recomendações atuais são beber cerca de oito copos de 200 ml por dia – o que dá aproximadamente 1,6 litro.

O ginecologista Jullien Brady explica: "O efeito geral no corpo diante da diminuição do nível de estrogênio é difícil de se descrever ou imaginar. O estrogênio tem um papel crucial e seu declínio muitas vezes leva a uma sensação de o corpo todo 'estar secando'. A pele e o cabelo ficam menos elásticos, danificando-se com mais facilidade, e sua manutenção certamente é mais difícil. A secura vaginal é um problema, mas a boca seca também é especialmente comum".

Minha regra é tomar água pura sem gás ao longo do dia, sobretudo entre as refeições, para não diluir os sucos gástricos necessários para a digestão. Embora me preocupe com o lixo plástico criado por garrafas não retornáveis, prefiro não beber água clorada da torneira. Minha solução é usar um filtro em casa e levar comigo uma garrafa filtrante portátil para me reidratar fora de casa.

A água não só mantém a pele macia e ajuda na concentração como também alivia o cansaço e as dores de cabeça, além de evitar que o nível de energia diminua no final do dia. A hidratação adequada no começo da noite também pode ajudar a pegar no sono e a ter um sono de melhor qualidade.

Se você viaja regularmente a trabalho ou a lazer, também é fundamental manter-se hidratada, pois a desidratação pode aumentar o risco de trombose venosa profunda (TVP). A desidratação faz o sangue espessar, ou seja, o coração precisa bombear com mais força para fazer o sangue chegar em todo o corpo. Essa desidratação aumenta o risco de coágulos (e, portanto, de TVP), especialmente se você fica sentada em espaços apertados em voos longos ou viagens de trem ou automóvel.

A conexão da cafeína

Durante a pré-menopausa, você pode notar maior sensibilidade à cafeína e mudanças exageradas de humor. Dizem que essa bebida estimulante do dia a dia aumenta o nível de açúcar no sangue, fazendo com que nos sintamos inicialmente ótimas, mas depois de pouco tempo nos deixando ansiosas e sem energia. Como a cafeína também tem propriedades vasodilatadoras (dilatando os vasos sanguíneos), podemos suar mais, sentindo ondas de calor, se for suscetível a elas.

A dra. Marilyn Glenville, nutricionista especializada em saúde da mulher, explica que quando consumimos qualquer alimento ou bebida de efeito estimulante, como chá, café, açúcar e chocolate, sua digestão é muito rápida, fazendo com que a glicose também entre na corrente sanguínea de forma muito rápida. Esse aumento agudo da glicemia produz uma disposição momentânea, mas depois faz com que nos sintamos cansadas e esgotadas, aumentando a probabilidade de recorrermos a outro lanche ou bebida para recarregar as energias. Conforme os níveis de açúcar no sangue têm seus altos e baixos, o mesmo acontece com nossos padrões alimentares, nos deixando com desejo por comidas e bebidas doces.

A cafeína no café, no chocolate amargo, no chá-preto, no chá-verde e nos refrigerantes funciona como um diurético e, por isso, desidrata o corpo (podemos perder minerais e vitaminas importantes dessa forma), além de aumentar o fluxo de toxinas e resíduos que passam pelo fígado, submetendo-o a um esforço diário extra.

Como eu amo café, gosto do ritual de tomar uma xícara de café feito na hora após o café da manhã, mas tento me limitar apenas a essa quantidade. Ingerir qualquer forma de cafeína depois das 14 horas pode certamente interferir na nossa capacidade de dormir, por ser uma substância que se mantém no organismo por até oito horas.

Nesse sentido, o café descafeinado é uma boa alternativa, mas tenha o cuidado de escolher o tipo descafeinado com água (e não com solventes), por conter menos traços das substâncias químicas que podem contribuir para o acúmulo tóxico no fígado. Você também pode provar o chá vermelho de *rooibos* (arbusto vermelho), que é completamente livre de cafeína e rico em micronutrientes úteis, como ferro, cálcio, potássio, cobre, manganês, zinco e magnésio. Na África do Sul, onde a maior parte dele é cultivada, bebe-se com um pouco de leite e às vezes mel.

O que comer na pré-menopausa

Dediquei muito do meu trabalho explorando as opções mais saudáveis e naturais no mundo de beleza e bem-estar, por isso não foi muita surpresa descobrir que é crucial manter uma boa dieta na fase da pré-menopausa. Nutricionistas e nutrólogos concordam que a mulher deve enriquecer sua dieta assim que a pré-menopausa dá sinais (de preferência, *antes* que comecem os sintomas), para ajudar a equilibrar os hormônios e melhorar o humor, o sono, a libido e os níveis de energia.

À medida que o corpo passa por esse intenso período de ajuste hormonal, torna-se mais importante do que nunca nutri-lo adequadamente com uma dieta saudável e balanceada, removendo tantos causadores modernos de estresse quanto possível. Acho que nem é preciso dizer que uma dieta livre de alimentos refinados e ultraprocessados, gorduras oxidadas/hidrogenadas, itens brancos (açúcares refinados/pão branco/macarrão branco/arroz branco), corantes artificiais, aromatizantes sintéticos e sal em excesso, é um bom ponto de partida.

Proteína

A menopausa está associada a um declínio natural do estrogênio, o que aumenta a gordura visceral e diminui a densidade dos ossos, a massa muscular e a força. Os músculos representam cerca de 36% do peso corporal da mulher, por isso é fundamental aumentar a quantidade de proteína que ingerimos, o que pode ajudar a evitar a perda de massa muscular e controlar o apetite e o nível de açúcar no sangue. É bem fácil incluir proteínas de alta qualidade em todas as refeições, pois há muitas fontes ricas, desde grão-de-bico, lentilha, ovos e iogurte, se quiser opções vegetarianas, até peixe sustentável, frango e peru orgânicos. As carnes orgânicas são importantes neste caso, pois são produzidas sem o uso rotineiro de promotores de crescimento (um problema fora do Reino Unido) e antibióticos nas rações.

Fibra

Um sintoma desagradável da pré-menopausa e que pode acometer todas as mulheres é o aumento do apetite e dos desejos. Uma dica para ajudar a combater isso é incluir a quantidade diária recomendada de fibra. Gosto muito de hortaliças e frutas, grãos integrais e leguminosas. Procure deixar seu prato o mais colorido possível – literalmente "comendo um arco-íris" de tonalidades em hortaliças naturais e da estação. Algumas das minhas receitas favoritas incluem os Wraps de tempeh, da página 143, e o Kedgeree rápido, da página 191.

Vitamina D

Para compensar a perda de densidade óssea, que é praticamente inevitável com o passar do tempo em razão do nível mais baixo de estrogênio, preste bastante atenção aos dois principais nutrientes ligados à saúde dos ossos e certifique-se de consumi-los com maior frequência: o cálcio e a vitamina D.

A vitamina D é muitíssimo importante para a absorção do cálcio e para ter um sistema imunológico sadio. Boas fontes de vitamina D incluem peixes gordurosos, ovos orgânicos, carne vermelha (é melhor consumir ocasionalmente carne vermelha de boa qualidade, de animais criados em pastagens, do que comer com maior frequência a carne vermelha industrializada, mais barata) e alimentos fortificados com vitamina D pelo fabricante, como alguns cereais matinais e laticínios.

De qualquer forma, é difícil obter os níveis diários adequados de vitamina D só por meio da alimentação. Também precisamos ficar expostos ao sol para produzir nossa própria vitamina D – e o tempo que a maioria de nós passa ao ar livre no sol (sem necessariamente estar protegida por protetor solar ou roupas) não é suficiente. Os médicos não recomendam a suplementação generalizada de vitamina D para toda a população, uma vez que faltam evidências da eficácia dessa medida. Como qualquer outra suplementação, ela precisar ser acompanhada caso a caso, particularmente se existem suspeitas do risco de osteoporose.

Cálcio

Laticínios, gemas de ovos, couve, espinafre, repolho-crespo (verde-escuro) e sementes de gergelim são excelentes fontes de cálcio, e hoje em dia também é bem fácil comprar alimentos e bebidas fortificados com cálcio, como cereais matinais, água mineral e sucos. O consumo diário ajuda a manter a saúde dos ossos durante o climatério.

Evite o açúcar

Ainda que seja tentador mastigar aquele biscoitinho à tarde – ou até algo "saudável", mas rico em açúcares naturais, como bolinhos de aveia com mel –, isso desencadeia um aumento agudo das taxas de açúcar no sangue, seguido por uma rápida queda. Durante a pré-menopausa, níveis glicêmicos oscilantes levam o corpo a converter o excesso de energia em gordura, o que, a longo prazo, aumenta o risco de diabetes tipo 2 e doenças cardiovasculares. Prefiro ter Pãozinho de chá-preto e Potinhos de chocolate e coco – ver as receitas nas páginas 211 e 212 – sempre à mão, para ajudar a satisfazer meu paladar na hora do chá da tarde. Quando não estou em casa, carrego um saquinho de amêndoas (ricas em proteína e vitamina E) ou nozes com pele (repletas dos benéficos ácidos graxos ômega 3) e frutas frescas, para ajudar a recarregar as energias de forma mais equilibrada e sustentável.

A triste verdade é que precisamos de menos calorias à medida que envelhecemos. Por isso, manter-se hidratada, reduzir o consumo de açúcar refinado e comer farinha, macarrão, arroz e aveia integrais ajuda a manter a sensação de saciedade por mais tempo, deixando-nos menos suscetíveis a lanchinhos muito doces entre as refeições. Comer em um prato menor é um truque simples, mas surpreendentemente eficaz, que pode iludir o cérebro a se satisfazer com menos comida. Outro fato interessante: desde que comecei a tomar kefir frequentemente, percebi que meu desejo por açúcar diminuiu bastante.

Encare as gorduras

Defendo as gorduras integrais e saudáveis há quase trinta anos e, felizmente, a moda dos alimentos sem gordura finalmente está passando. As gorduras saudáveis são especialmente importantes durante a menopausa, pois os hormônios são feitos de colesterol.

Os ácidos graxos ômega 3 não só trazem benefícios anti-inflamatórios como também garantem que os hormônios estão sendo produzidos adequadamente. Estão relacionados à diminuição da depressão, à melhor saúde do cérebro e do coração, à manutenção da pele macia e lisa e até à prevenção de infecções da bexiga e da secura vaginal.

Um dos ácidos graxos ômega 3, conhecido como DHA, também foi associado ao adiamento do mal de Alzheimer, por isso realmente vale a pena introduzir mais gorduras "boas" de alta qualidade na sua dieta, se você já não faz isso. Abacates, peixes gordurosos como o salmão, a cavalinha, o arenque e a sardinha, oleaginosas (e suas respectivas manteigas) e sementes como a chia e a linhaça são todas boas fontes de gordura boa.

Vitaminas do complexo B

Manter os níveis das vitaminas do complexo B também ajuda a combater o risco de Alzheimer, pois são vitaminas responsáveis por processos vitais no cérebro, como a metilação, necessária para produzir a serotonina e a adrenalina, que melhoram o humor. O Instituto Karolinska, da Suécia, publicou um estudo feito durante sete anos com 271 finlandeses. O estudo descobriu que pessoas com baixos índices de vitamina B12 (facilmente encontrada em carnes, peixes, laticínios e cereais enriquecidos) tinham maior propensão a desenvolver o mal de Alzheimer.

Questões de peso

Se quisermos combater um dos sintomas mais desagradáveis da menopausa, os temidos suores noturnos, precisamos estar no nosso peso ideal *antes* que eles comecem. De acordo com a mais recente pesquisa da North American Menopause Society, as ondas de calor e os suores noturnos sentidos durante a menopausa (conhecidos como sintomas vasomotores – SV) são associados a índices mais altos de massa corpórea.

Isso corrobora a teoria termorreguladora, que sugere que o IMC está ligado aos SV porque a gordura corporal age como um poderoso isolante térmico. O estudo também confirma que outros sintomas, como dores musculares e nas articulações e problemas urinários, são mais comuns nas mulheres obesas. Em outros estudos, a combinação "perda de peso" e "prática de exercícios" revelou uma redução nos SV.

Quem já conseguiu lidar com algum transtorno alimentar no passado pode descobrir que a chegada dos sintomas da pré-menopausa e menopausa pode desencadear uma recaída. Os médicos não têm uma resposta definitiva sobre por que isso acontece, mas acreditam que pode ser em reazão do desequilíbrio hormonal e/ou da perda de controle sobre as alterações físicas, como o aumento de peso e a mudança no formato do corpo, além do nosso controle normal. A alimentação insuficiente ou o vômito induzido também pode aumentar o nível do hormônio do estresse (cortisol), que, por sua vez, acelera a perda óssea, levando a um aumento do risco de desenvolver osteopenia, a precursora da osteoporose. Também é muito provável que esse fator cause problemas no intestino, como permeabilidade intestinal, refluxo ácido e síndrome do intestino irritável. Se você suspeita ter algum desses problemas, procure ajuda médica o quanto antes.

Em poucas palavras, manter um peso saudável e um estilo de vida ativo torna-se até mais importante durante a fase da pré-menopausa, e ajuda a garantir que nos mantenhamos saudáveis, felizes e fortes também após a menopausa. Há provas concretas de que as estratégias simples que tracei aqui podem ajudar significativamente com os muitos sintomas que talvez venhamos a sentir nessa fase.

EM RESUMO

- Verifique seu histórico familiar para descobrir se você corre o risco de sofrer de menopausa precoce ou quaisquer outros riscos associados à menopausa.
- Agora é o momento de analisar bem a sua dieta e cortar o açúcar, o álcool e a cafeína, e incluir fontes alimentares de vitamina D e cálcio.
- Monitore as mudanças do seu corpo e faça controles regulares de saúde, visitando dentista, oftalmologista e fonoaudiólogo.

CAPÍTULO DOIS:
Sintomas

A pré-menopausa pega a maioria de nós de surpresa: podemos nos sentir no auge da boa saúde, mas então começamos a perceber mudanças irritantes e problemáticas que, quando conectadas como em peças de um quebra-cabeça, de repente passam a fazer sentido. Uma amiga consultou seu médico por se sentir como se estivesse permanentemente prestes a pegar uma gripe; outra amiga me contou que acordava todo dia com as articulações rígidas, sentindo-se com seus 70 anos e convencida de que estava com alguma doença autoimune. Quando as duas ouviram de seus médicos que não estavam doentes, mas a caminho da menopausa, caíram em si e ficaram surpresas em igual medida.

Elas fazem parte dos 85% de mulheres que sentem os sintomas da pré-menopausa em diante, e, de acordo com o National Institute For Health and Care Excellence (NICE),* 25% sofrem de sintomas mais intensos.

Em geral, os sintomas da menopausa só são sentidos enquanto os níveis de hormônios estão oscilando. Esses sintomas não vão ficar cada vez piores pelo resto da vida. Assim que o corpo se ajusta à falta de hormônios, os sintomas mais intensos geralmente diminuem, mas também podem continuar até o fim da vida.

A seguir, analisei os piores sintomas e espero que as soluções tragam algum alívio. Se houver soluções "milagrosas" de que outras mulheres possam se beneficiar, compartilhe. É importante ampliar a conscientização nas mulheres de mais de 40 anos que talvez se considerem jovens demais para serem afetadas. Infelizmente, muitas delas recebem um diagnóstico equivocado de depressão quando deveriam estar considerando métodos de tratamento para a pré-menopausa.

---

* Orgão público do Reino Unido responsável pela publicação de orientações relacionadas à saúde. (N.E.)

SINTOMAS DA PRÉ-MENOPAUSA E MENOPAUSA

Existem dezenas de sintomas associados à pré-menopausa e à menopausa. Naturalmente, os sintomas que descrevo a seguir podem ser atribuídos a outras condições, mas sempre que mostro essa lista para minhas amigas é incrível como, de repente, "a ficha cai" para muitas delas!

Pele seca, aumento de peso, ondas de calor, suores noturnos, sono irregular, insônia, exaustão, alterações de humor, palpitações, dores no peito, falta de ar, tinido (zumbido nos ouvidos), depressão, ansiedade, retenção de líquidos, intolerância ao álcool/cafeína, perda ou enfraquecimento do cabelo, secura vaginal, bexiga fraca, incontinência, infecções do trato urinário, infecções por fungos, falta de libido, mudança no formato do corpo, aumento dos seios, olhos secos, boca seca, coceira na pele, perda de audição, perda de memória, falta de concentração, ideias confusas, dor nas articulações, rigidez muscular, doença das gengivas.

Distúrbios do sono

Perguntei a vários médicos o que suas pacientes relatam como o pior sintoma da menopausa e os distúrbios do sono ganham em disparado. Para mim, esse foi praticamente o único sintoma, aquele que me fez marcar uma consulta. Como mãe ocupada de cinco filhos, consigo lidar com a maioria das tarefas que a vida coloca no meu caminho – mas só se eu tiver uma boa noite de sono. Quando o sono começou a falhar, procurei ajuda profissional. A maioria dos grandes estudos, porém, não mostra uma relação conclusiva entre o declínio do estrogênio e a insônia e, por isso, o quadro tem mais nuances do que podemos supor.

As mulheres na pré-menopausa, especialmente as consideradas obesas, têm um risco maior de acordar no meio da noite com dor de cabeça, o que acaba afetando a qualidade do sono e pode desencadear mais ondas de calor. A ciência, no entanto, ainda não identificou o sintoma principal. O que sabemos é que, conforme o estrogênio diminui, o cérebro compensa a falta do hormônio dos ovários com um aumento da noradrenalina, que produz uma reação de luta ou fuga no corpo. Isso pode significar acordar de repente com palpitações, uma sensação de "algo queimando" emanando do peito e um pânico avassalador, tornando improvável pegar no sono de novo.

De acordo com um estudo, existe na pré-menopausa uma relação entre a má qualidade do sono e o ponto em que a mulher está no seu ciclo menstrual. Uma pesquisa publicada no *The Journal of Clinical Endocrinology & Metabolism*, da Endocrine Society, descobriu que as mulheres têm um porcentual menor de sono profundo (ou de ondas lentas) nos dias que antecedem a menstruação, quando os níveis de progesterona estão mais altos. Elas também acordam com maior frequência e têm mais lapsos – interrupções breves do sono que duram de três a quinze segundos – do que nos dias seguintes à menstruação.

O sono MRO (movimento rápido dos olhos) é essencial para o processamento da memória, bem como o sono de ondas lentas (não MRO), mas o processamento saudável do cérebro só pode acontecer naturalmente – nem produtos com venda livre em farmácias, nem medicamentos vendidos com receita induzem o mesmo nível de sono restaurador. Portanto, você pode perceber que tem uma noite mais perturbada durante a pré-menopausa e, mesmo se seu sono não for conscientemente afetado, você pode se sentir mais cansada do que o normal durante o dia.

SOLUÇÕES

1. **Siga regras para o bem-estar do sono**

As regras para ajudar a promover o sono parecem entediantes, mas realmente podem fazer a diferença. Se não funcionarem depois de apenas algumas noites, sugiro que persevere por um ciclo inteiro.

- Para evitar que o refluxo ácido ou a indigestão afetem o sono, não coma com menos de duas horas antes da hora de ir dormir, evite a cafeína e os açúcares refinados após as 16 horas. Verifique também a saúde bacteriana do seu intestino.

- Deixe de lado o celular, desligue o noticiário ou pare de ver aquele filme uma hora antes de deitar. A exposição à luz azul antes de dormir suprime a melatonina, o hormônio responsável por regular nosso ciclo do sono. Se você não consegue resistir a uma última olhada nas mensagens antes de colocar a cabeça no travesseiro, coloque um filtro de luz azul na tela do seu celular/tablet. Você pode encontrar uma variedade deles na internet.

- Para ter uma boa noite de sono, é essencial também ter um bom dia. Tenha um caderno à mão durante o dia – não o utilize como lista de afazeres, mas para escrever pensamentos breves, tanto os motivados por ansiedade quanto os de gratidão, e revise-os ao final do dia. Considerar como você se sente com o passar do dia ajuda a aliviar o estresse e aquela sensação de que não processou bem os acontecimentos ao apagar a luz.

- Passar um tempo ao ar livre, mesmo que só para uma caminhada de quinze minutos, durante o dia, pode também melhorar a qualidade do sono noturno. Não deixe de passar algum tempo ao ar livre – mesmo se o tempo estiver ruim.

- Mantenha os dormitórios limpos e livres de amontoados e aparelhos elétricos. Estudos apontam que o sono é menos reparador em quartos bagunçados.

- Certifique-se de que o ar está circulando e o quarto não está quente demais – se possível, durma com a janela aberta e com protetores auriculares, se necessário.

- Você já se perguntou por que dorme tão bem em hotel que tem cortinas *blackouts* nas janelas? O hipotálamo, no cérebro, controla nosso relógio interno, que é acertado de acordo com sinais de luz recebidos pelos nervos ópticos. Quando a luz é registrada, a liberação de melatonina é adiada e o hormônio cortisol é produzido, o que aumenta a temperatura do corpo e nos faz acordar – por isso, sempre mantenha o seu dormitório escuro e cubra quaisquer LEDs incômodos de aparelhos em standby.

- Alimente-se com consciência, para ajudar seu corpo a relaxar para uma boa noite de sono.

2. Meditação

A meditação é definitivamente uma arte e depois de aprendida pode ajudar a induzir um agradável estado de concentração ou contemplação. É uma forma eficaz de imitar o sono reparador mesmo quando você não está dormindo, e se você se aprofundar o suficiente, pode se sentir bem descansada e mais capaz de processar memórias. Procure algum curso comunitário de meditação, ou dê uma olhada nos novos aplicativos já disponíveis. Alguns desses aplicativos são projetados para usar algoritmos neurossensoriais e criar sons que guiam o cérebro por meio do ciclo completo do sono. Com base em pesquisas usadas pela NASA para ajudar os astronautas a dormir, tanto o relaxamento quanto os programas de sono cronometrado valem a tentativa. Quando é hora de acordar, alguns desses aplicativos utilizam um alarme suave para encerrar a meditação, a soneca ou o sono noturno.

3. TRH

A terapia de reposição hormonal pode fazer uma diferença positiva no sono – ver o capítulo três, na página 42).

Ondas de calor e suores noturnos

Você pode ser poupada de alguns dos sintomas menos conhecidos (tinido, coceira, boca seca), mas três em cada quatro mulheres sofrerão com ondas de calor e suores noturnos, tornando esses os sintomas mais comuns da pré-menopausa e da menopausa. Poucas escaparão da desagradável experiência de tentar disfarçar o suor abundante, a ardência e a vermelhidão – tudo isso causado pelo (ainda que temporário) mau funcionamento do hipotálamo.

Parece que estamos falando de um carro com defeito, mas a diminuição dos níveis de estrogênio afeta o hipotálamo, que é responsável pelo ajuste da temperatura do corpo e percebe erroneamente que o corpo está superaquecido. O hipotálamo envia sinais para dilatar os vasos sanguíneos, o que manda o fluxo sanguíneo para a superfície da pele instantaneamente, para resfriá-la rápido – por isso aquele rubor impetuoso e repentino que não quer nem saber se estamos em um almoço, em uma reunião ou no teatro. Então o cérebro percebe o seu engano e, na forma de transpiração, aciona o sistema de "esguichos anti-incêndio" do corpo para nos refrescar.

Minhas amigas falam que já sentiram de tudo, desde uma leve umidade até rios de suor, e todas com quem conversei acham isso socialmente constrangedor. Muitas mulheres na faixa dos 40 anos em diante já sentiram isso. Em geral, os suores aparecem de repente, se espalham pelo corpo, peito, pescoço e rosto, e podem durar alguns minutos ou mais, depois desaparecem tão rapidamente quanto apareceram. As ondas de calor podem ser acompanhadas de tontura, sensação de cabeça leve e palpitações, que, embora assustadoras, são comuns e nada graves.

Mais uma vez, cada experiência é única. As ondas de calor podem acontecer duas vezes ao dia, durante o dia todo ou de hora em hora. Podem ser desencadeadas por alimentos picantes, muito condimentados, ou pelo álcool, especialmente o vinho. Mulheres que fumam, por exemplo, têm maior probabilidade de sofrer com ondas de calor mais fortes e frequentes.

Só para constar – pois este é um mito comum que sempre surge –, as japonesas têm, sim, ondas de calor, mas não tão fortes quanto as registradas no Ocidente. Diferentemente de nós, as japonesas não têm um nome específico para essas ondas de calor, sendo seus principais sintomas a sensação de ter as bochechas quentes e também sentir tontura. Pesquisas sugerem que a menor incidência de sintomas vasomotores nas japonesas pode ser resultado de seu alto consumo de soja. Leguminosas comestíveis, em especial a soja, contêm as substâncias genisteína e daidzeína, que são estrogênicas e, portanto, podem ajudar a aliviar as ondas de calor. Por outro lado, nossas diferentes bactérias intestinais mostram que isso não se aplica necessariamente às mulheres ocidentais.

Embora os suores noturnos costumem acontecer com mais frequência no conforto do seu lar, eles são tão perturbadores que, não à toa, você se sente exausta pela manhã depois de acordar encharcada de suor (em algumas noites, várias vezes), precisando trocar sua roupa de dormir e a roupa de cama. Uma das minhas amigas acorda às 4 horas quase todos os dias e compara o calor no seu peito ao de um forno de pizzaria; ela mal consegue respirar e, depois que o calor passa, se sente exausta, mas completamente desperta.

SOLUÇÕES

1. Ioga

Um estudo recente da Universidade da Califórnia concluiu que oito semanas de aulas de 1h30 de ioga levaram a uma queda semanal média de 30,8% nas ondas de calor. Embora a descoberta ainda precise ser mais bem investigada, pelo menos ela oferece alguma esperança de que existe um exercício capaz de amenizar esses temidos calores.

2. Refresque-se e reabasteça-se

Evite os gatilhos da vermelhidão parando de fumar e evitando o consumo excessivo de álcool (se comparada às outras, a vodca é a forma mais pura de

álcool). Reduza ou elimine a cafeína e beba bastante água para se hidratar e refrescar o corpo durante o dia.

3. Prefira o natural

- Para quem dorme com alguém no mesmo quarto, não é fácil enfrentar toda essa perturbação à noite. Por isso, uma dica é usar edredons separados (de solteiro) e optar por um edredom leve, de verão. Lençóis de algodão ou linho são mais frescos do que os que mesclam algodão e poliéster, permitindo que a pele respire. Opte pelo algodão com número menor de fios ou, melhor ainda, com linho durável – que tem de 80 a 150 fios e fibras mais

30   Capítulo Dois: Sintomas

longas. Quanto à roupa de dormir, evite fibras sintéticas que não deixam a pele respirar e use algodão ou seda, com mais camadas no tempo mais frio.

- Mantenha um borrifador de tônico facial na cabeceira da cama, pois a névoa evaporando na pele quente traz um alívio refrescante instantâneo. Sempre leve uma jarra de água gelada para o quarto e

também um pequeno ventilador elétrico – que é mais eficaz quando ligado depois de um borrifo, durante uma onda de calor. Também ouvi falar de travesseiros que têm uma camada de gel refrescante que proporciona alívio – pode valer a pena experimentá-los se o problema for ardência na cabeça e no pescoço. Outra alternativa é encher uma bolsa de água quente misturada com água gelada.

Pele sem vida

À medida que nos aproximamos dos 50 anos, fica literalmente estampado em nosso rosto se seguimos um estilo de vida saudável ou não. Por mais que nos esforcemos para limitar a exposição ao sol, ao vento e aos agentes poluentes, o papel complexo que os hormônios femininos desempenham em relação à pele pode não ser tão óbvio. O estrogênio é crucial na formação do colágeno, a proteína que sustenta a estrutura da pele e, por isso, um dos primeiros sinais visíveis da pré-menopausa é a redução da elasticidade da pele. Pode ser sutil, mas você notará que a pele parece menos brilhante, mais seca e fina, e o volume das bochechas "vai declinando" em direção ao queixo.

O que ajuda a pele em seu processo contínuo de renovação são os vasos sanguíneos, as células adiposas, os folículos capilares e as terminações nervosas. Para toda essa atividade, são necessários os hormônios e o oxigênio, fornecido às células da pele por meio da circulação sanguínea. Já nos nossos 30 e poucos anos, no entanto, essa atividade hormonal começa a diminuir – as células adiposas se reduzem, o colágeno e a elastina ficam mais fracos e o teor de umidade se reduz, tudo isso contribuindo para o enrugamento da pele. Muitas mulheres relatam acne – ou pela primeira vez, ou de volta, com força total – e aumento nos pelos faciais, ambos em razão das mudanças hormonais.

Sempre acho animador lembrar que nossa pele cresce mesmo durante a velhice, sendo substituída a cada poucas semanas, a partir de sua camada mais profunda. É a isso que precisamos dar maior atenção, estimulando células epidérmicas mais fortes e sadias por meio do que comemos e bebemos.

SOLUÇÕES

- Você está usando os produtos de beleza corretos? Conforme envelhecemos, nossa pele precisa de mais nutrição e cuidados,

muitas vezes com um creme hidratante mais rico, séruns formulados para pele mais madura e loções mais concentradas para o corpo, que são produtos que podem aliviar, confortar e atuar como um bom reforço. Procure fórmulas feitas com óleos vegetais (como manteiga de cacau ou de carité, óleo de rosas, de abacate ou de argan), que são melhor absorvidos pelas camadas superiores da pele se comparados aos óleos minerais, que são mais finos e só ficam na superfície da pele.

- Uma boa pele começa com uma boa nutrição, especialmente à medida que envelhecemos. Ao criar cardápios semanais, tenha em mente esses deliciosos alimentos e sua pele ficará melhor nutrida: a vitamina E ajuda a proteger as estruturas e as membranas das células, por isso opte por amêndoas, abacate, batata-doce, aspargo e espinafre. A vitamina C protege as células e o tecido da pele, sendo essencial para a cicatrização de ferimentos; por isso, considere consumir laranja, pimentão vermelho, couve, couve-de-bruxelas, morango e brócolis. O mineral selênio ajuda a proteger as células e os tecidos (inclusive os danos causados pelo sol) e pode ser encontrado em castanhas-do-pará, sardinha, atum, peru, frango e carne bovina (especialmente orgânicos).

- Para permitir que esses nutrientes sejam absorvidos e utilizados de forma eficiente pelo corpo, é importante manter-se ativa e melhorar a circulação, exercitando-se regularmente. Ao fazermos isso, artérias finas na pele se dilatam, permitindo que mais sangue chegue à superfície da pele e leve nutrientes que reparam os danos do sol e da poluição. Essas artérias também ativam os fibroblastos, células produtoras de colágeno da pele que entram em declínio com a idade, ajudando-os a trabalhar melhor para que a pele pareça mais macia e vistosa.

- Minhas colegas que fazem TRH dizem que o tratamento faz maravilhas para a pele, causando uma diferença rápida e visível na pele flácida, melhorando sua textura e seu tom, bem como minimizando as rugas finas e as linhas de expressão.

Perda de cabelo e hirsutismo

De acordo com o meu cabeleireiro, nenhuma mulher acima dos 40 anos tem o mesmo volume de cabelo que tinha na época dos 20, mas nenhuma de nós realmente nota os efeitos cumulativos disso até chegar a pré-menopausa, quando se torna difícil combater o cabelo ralo. Talvez você note primeiro que cada fio perde gradualmente o volume, ficando mais fino, mais fraco, menos brilhante e você não consegue deixá-lo crescer no mesmo comprimento de antigamente. Se você observar uma fotografia de dez anos atrás ou mais, já poderá perceber entradas no cabelo, na parte da testa ou nas têmporas, e menos volume de cabelo no geral.

O estrogênio permite que o cabelo tenha viço na fase do crescimento e, quanto mais longa essa fase, mais tempo poderemos deixar nosso cabelo crescer. Por isso, faz sentido que o nível em queda de estrogênio resulte em um ciclo de crescimento mais curto e na perda do fio de cabelo antes que ele chegue ao comprimento ideal.

Não só nosso principal hormônio feminino está diminuindo, mas a menopausa pode também desencadear um aumento dos andrógenos, hormônios masculinos que intensificam o afinamento do cabelo (similar às fases iniciais da queda de cabelo masculina) e promovem um excesso dos pelos faciais e do corpo. Esses pelos faciais podem ter a forma de uma "pelugem" clara ou escura que cobre a parte inferior do rosto e o pescoço, ou pode ser um pelo grosso solitário que brota no queixo ou no lábio superior como que por milagre, da noite para o dia.

SOLUÇÕES

1. Novo corte de cabelo

Esse é o momento perfeito para atualizar um corte de cabelo que funcionava muito bem antes, mas que precisa ser repensado. Explique suas preocupações para um cabeleireiro – seja o cabelo que está ficando ralo, ou os fios grisalhos que estão aparecendo. Um corte engenhoso pode disfarçar todo tipo de problema do cabelo e do couro cabeludo. Muitas mulheres acham que um corte curtinho libertador dá vida nova ao cabelo e acabam acolhendo sua cor natural, também se vendo libertas de uma cabeleira que precisa de secador, penteado e manutenção trabalhosa. Naturalmente, o contrário também é verdade e há poucas maneiras mais fáceis ou rápidas de reverter os sinais externos do envelhecimento do que pintar o cabelo grisalho com tinturas semipermanentes ou luzes suaves mescladas ao grisalho (meu método preferido para disfarçá-lo).

2. A luz que resolve

Evite aquela situação "Oh, NÃO!", de voltar do trabalho ou de um evento social e só então descobrir um pelo grosso bem visível no queixo: invista em um espelho de aumento bem iluminado e em lâmpadas mais fortes no banheiro (nada discretas, mas muito necessárias). Também é útil sempre ter uma boa pinça à mão, para eliminar pelos intrusos assim que eles aparecerem. Há também soluções mais duradouras para esse problema, incluindo o tratamento a laser, LIP (luz intensa pulsada), cera quente, creme depilador, fio egípcio e eletrólise. Todos esses métodos podem ser usados com bons resultados no buço, no queixo e na parte de baixo do maxilar.

3. Vitaminas e suplementos

Por mais que seu cabelo seja volumoso ou comportado, ele só vai se manter assim e crescer com uma dieta repleta de proteínas e vitaminas essenciais, além de doses diárias de sílica, biotina e alga marinha, para fortalecê-lo ainda mais.
O ferro nos dá energia, prevenindo a anemia e afastando a sensação de cansaço, além de promover melhor crescimento do cabelo. Se tiver com deficiência de ferro, consulte seu médico para adotar o melhor tratamento.

- Encontre mais soluções úteis para conservar a pele e o cabelo no capítulo sobre beleza, na página 64.

Dor nos ossos e estrogênio

Um dos primeiros sintomas que muitas mulheres relatam na pré-menopausa é a sensação de rigidez e dores logo pela manhã, com um leve inchaço dos dedos, pulsos e pernas. Isso acontece porque o estrogênio tem um papel essencial na manutenção da saúde dos ossos e das articulações – assim, quando o nível desse hormônio diminui, a inflamação nas articulações aumenta. A desidratação também pode causar dor nas articulações, pois o aumento do ácido úrico pode causar inflamação nas articulações. Por isso, para conservar as articulações flexíveis e móveis, é importante manter-se hidratada e fazer alongamentos diários.

Problemas na bexiga

Você pode ter tido pouca ou nenhuma experiência com infecções do trato urinário (ITUs) ou outros problemas relacionados à bexiga – até a pré-menopausa. À medida que o nível de estrogênio diminui durante a pré-menopausa e depois dela, os músculos lisos da bexiga, da vagina e da uretra perdem seu tônus e, consequentemente, muitas mulheres sentirão um aumento nas dores pélvicas, bem como um risco maior de desenvolver problemas na bexiga. O declínio do fluxo sanguíneo e da lubrificação dos tecidos da bexiga e da vagina deixa-os mais finos, secos e suscetíveis a inflamações, ou seja, mais vulneráveis a infecções, o que pode resultar em sintomas como necessidade frequente e urgente de urinar, sensação de ardência e incontinência leve. Na pré-menopausa, você pode sentir cólicas nos dias da ovulação ou logo antes da menstruação; se você sofre de endometriose ou de síndrome do intestino irritável, pode sentir mais dor da inflamação e do tecido cicatricial conforme a queda dos níveis de hormônios.

SOLUÇÕES

- Pesquisas revelam que quem tem músculos enfraquecidos nas costas pode sentir maior dor pélvica. Por isso, a prática de Pilates, ioga, natação e 30 minutos ou mais de caminhada rápida pelo menos cinco vezes por semana podem ajudar a aliviar essas dores.

- Evite irritar a bexiga com bebidas ácidas como café, chá, sucos de fruta, água tônica, refrigerante ou água mineral com gás (o pH da água com gás fica entre 5 e 6, ao passo que a água sem gás é neutra, com pH 7).

- Sua primeira bebida do dia, ao acordar, deveria ser um copo de água pura, quente ou fria, para reidratar o corpo (especialmente se você teve algum suor noturno) e colocar a bexiga em ação sem irritação.

- Os exercícios do assoalho pélvico são vitais tanto para quem já teve filhos quanto para quem não teve. Existem muitos programas na internet e inclusive aplicativos que você pode baixar – que, para fortalecer seu assoalho pélvico, lembram e orientam a "contrair" durante o dia.

Alterações de humor

Surtos, alterações de humor, chame-os como quiser, são um sinal clássico da pré-menopausa, quando os hormônios atravessam um período de mudança e o corpo está constantemente tentando se equilibrar e contrabalançar a queda no nível de progesterona. Para compensar, os hormônios do estresse (adrenalina e cortisol) são liberados, e são eles que podem aumentar a sensação de ansiedade, tensão, vontade de chorar, depressão e irritabilidade, em qualquer dia do seu ciclo mensal. A progesterona funciona como um sedativo natural e tem uma influência calmante, mas as taxas que circulam pelo corpo durante a pré-menopausa e a menopausa podem cair para meros 60%. Não é à toa que nos sintamos tão abatidas.

SOLUÇÕES

- A terapia comportamental cognitiva (TCC) costuma ser recomendada para aliviar a baixa autoestima ou a ansiedade causada pela menopausa (ver o capítulo sobre emoções, página 86).

- Coma alimentos nutritivos e ricos em ômega 3, como salmão, atum ou cavalinha – e bananas, que são ricas em potássio.

- A vitamina D é essencial para manter ossos, dentes, músculos e sistema imunológico saudáveis, mas alguns estudos apontam uma relação entre baixos níveis sorológicos de vitamina D e sintomas de depressão, de acordo com o professor Martin Hewison, da Universidade de Birmingham – embora não esteja claro se isso é causa ou consequência, uma vez que pessoas depressivas tendem a não sair muito de casa.

- Para evitar episódios que trazem sensação de "queda livre hormonal", considere fitoestrógenos como sementes de linhaça, lentilha, grão-de-bico, soja e hortaliças verdes para melhorar o humor. Pesquisas mostram que eles ajudam a regular o equilíbrio hormonal, imitando o estrogênio, e podem estimular o fígado a produzir a globulina de ligação de hormônios sexuais (SHBG), que controla os níveis de estrogênio e testosterona que circulam no sangue.

Dores de cabeça infernais

Os níveis instáveis de hormônios na pré-menopausa podem bagunçar sua cabeça, especialmente se você já sofre com dores de cabeça, cefaleias hormonais e enxaquecas. Quando os vasos sanguíneos do cérebro se dilatam e se estreitam repetidamente, o resultado é uma dor de cabeça torturante. Durante a pré-menopausa, elas podem ser mais intensas, mais frequentes, menos espaçadas e acompanhadas de náusea e vômito. Encare isso como um sinal de que seus níveis de hormônio estão mudando e lembre-se de que fortes dores de cabeça são intensificadas por estresse, cansaço, alimentação irregular e desidratação.

SOLUÇÕES

1. Equilíbrio e energia

- Coma em quantidades pequenas e regularmente – de três a quatro horas durante o dia – e inclua proteínas e fibras para manter os níveis de energia equilibrados.

- A hidratação é absolutamente fundamental para ajudar a prevenir dores de cabeça, tontura e cansaço. Por isso, beba no mínimo de 1,5 a 2 litros de água diariamente, pois as dores de cabeça muitas vezes podem ser sintoma de uma simples desidratação.

2. Respiração excelente

A respiração ioga é excelente para ajudar a aliviar o estresse e as dores de cabeça – além de ser uma ótima técnica para experimentar, caso não queira recorrer a um analgésico.

- Sente-se em silêncio com os olhos fechados e, por cinco minutos, concentre-se em respirações lentas e longas, contando até cinco ao inspirar e até cinco ao expirar. Isso vai relaxá-la e pode diminuir a dor.

- Nadi Shodhana é uma técnica ioga de relaxamento na qual você inspira pela narina esquerda e expira pela direita, depois troca. Como isso não é tão fácil, para ajudar tampe a narina que está "em repouso".

- Bhastrika é um exercício de respiração que ajuda a evitar enxaquecas e, aliviá-las, para alguns. Rápida e brevemente, inspire dez vezes pelo nariz, enchendo o abdome e o peito. Depois das dez inspirações, expire devagar e profundamente, de uma só vez.

3. Massagem

A massagem também é muito útil para ajudar a aliviar dores de cabeça causadas por tensão, especialmente ajudando a relaxar músculos tensos na nuca e nos ombros. Sempre faça uma pausa do trabalho de escritório ou de tarefas repetitivas, como passar roupa, limpar o chão ou escrever, para ficar de pé e alongar-se. Adeptos da acupressura dizem que essa terapia ancestral – conhecida como acupuntura sem agulhas, pois é baseada somente no toque

– traz muitas vantagens contra as dores de cabeça. Quando os pontos de acupressura no corpo são estimulados, endorfinas e ocitocina são liberadas e trabalham juntas para aliviar a dor, aumentando o fluxo sanguíneo.

Secura vaginal

A atrofia vaginal está entre os últimos tabus da menopausa, mas é um dos sintomas mais comuns e também está diretamente ligado ao declínio do nível de estrogênio. Além de tornar o sexo difícil e doloroso, pode levar a uma irritação localizada da pele e, por sua vez, causar infecções e problemas recorrentes, como cistite e candidíase. Algumas mulheres relatam casos tão dolorosos que os comparam à sensação de "sentar-se em uma fogueira". Para mais informações sobre como isso pode afetar o sexo e os relacionamentos, ver o capítulo mais adiante sobre esse tópico.

SOLUÇÕES

- A TRH em geral restabelece os fluidos corporais saudáveis em dois ou três meses de tratamento. Para quem não quer ou não pode optar pela TRH, um gel vaginal, um pessário, ou um anel de liberação lenta pode ser receitado para ajudar. Também existe uma grande oferta de lubrificantes tópicos – prefira fórmulas à base de água, sem conservantes, que podem irritar os tecidos internos mais sensíveis. Há diversas marcas cujas fórmulas seguem o correto pH vaginal. Também existem tratamentos interessantes a laser e sem hormônios, que usam uma frequência específica indolor para estimular o colágeno nas paredes vaginais a reidratar os tecidos e tratar a atrofia vulvovaginal. Embora sejam caros e atualmente disponíveis apenas como tratamentos particulares, são considerados altamente eficazes para tratar a ardência, a coceira e a secura nessa área tão delicada.

Aumento de peso

Não gostaria de concordar com as descobertas da International Menopause Society, que afirma que as mulheres podem aumentar seu peso em meio quilo por ano. Portanto, se você entrar na pré-menopausa aos 45 anos, provavelmente verá uma versão 5 kg mais pesada de você no espelho quando chegar aos 55. Nesse sentido, o aumento de peso é uma consequência natural do envelhecimento e não um efeito da menopausa em si. O declínio no nível de estrogênio causa a redistribuição da gordura corporal, fazendo com que qualquer excesso de peso se acumule ao redor da barriga, em vez dos quadris e coxas.

Tal fato é comprovado pela Clínica Mayo, que acrescenta que só as mudanças hormonais não causam necessariamente o aumento de peso na menopausa, mas a genética e o estilo de vida têm um papel importante – o que faz sentido, já que a massa muscular geralmente diminui com a idade, a gordura aumenta e o metabolismo também fica mais lento. Assim, se nossos pais ou outros parentes próximos têm gordura visceral na região do abdome, provavelmente também teremos.

Em seu livro *The hormone connection*, Gale Maleskey e Mary Kittel afirmam que nosso corpo, que antes costumava digerir o alimento em duas horas, nessa fase leva quase quatro, permitindo uma maior absorção de carboidratos – e, consequentemente, aumentando a produção do hormônio insulina, que armazena gordura.

A perda de massa muscular diminui o ritmo em que o corpo utiliza as calorias, tornando mais desafiador manter um peso saudável; portanto, se você continuar comendo como uma jovem de 20 e poucos anos e não fizer atividades físicas, é bem provável que você acumule uns quilos.

Pesquisas demonstram que precisamos ingerir 200 calorias diárias a menos do que consumíamos nos 30 anos, só para manter o peso. Como já mencionamos, uma simples mudança, como comer em pratos menores, pode iludir o cérebro (de que estamos devorando uma porção maior), limando essas 200 calorias sem sequer percebermos.

Um fato a ser enfatizado aqui é que, durante a pré-menopausa e a menopausa, os níveis de exaustão que você talvez sinta de vez em quando podem ser extremos, semelhantes aos primeiros dias da gravidez. A ideia de se exercitar quando tudo o que você quer é só fechar os olhos (nem mesmo cochilar!) pode parecer mais um obstáculo hormonal a ser superado, por isso é fácil entender como o sobrepeso acaba nos surpreendendo. Ter consciência disso dá aquele empurrão e ajuda a renovar a motivação.

SOLUÇÕES

Mexa-se mais!

- Claro que a atividade aeróbica pode ajudar a manter um peso saudável e o treinamento de força também. Quando ganhamos músculos, nosso corpo queima as calorias de forma mais eficiente, tornando mais fácil controlar nosso peso. Considere a possibilidade de fazer algum tipo de levantamento de peso – em uma academia, ou invista em um jogo de halteres para usar em casa e siga algum guia da internet.

- Exercícios moderados, como pelo menos 150 minutos semanais de caminhada rápida, são recomendados pelos especialistas, ou atividade aeróbica vigorosa, como correr pelo menos 75 minutos por semana. Tenho amigas que exaltam o golfe, pois ele combina caminhadas excessivamente longas com a ação de girar um taco – um ótimo movimento para manter a cintura fina.

- Outro motivo para pular da cama e sair de casa é que mulheres que fazem pouco ou nenhum exercício sentem sintomas mais fortes da menopausa em comparação com aquelas que são mais ativas, de acordo com um novo estudo envolvendo mais de 3.500 mulheres residentes em cidades da América Latina. Elas foram questionadas sobre os sintomas da menopausa, incluindo ondas de calor, irritabilidade, distúrbios do sono e depressão. Também foram questionadas sobre a frequência com que praticavam pelo menos 30 minutos de atividade física (como caminhada, corrida, ciclismo ou natação) durante a semana.

- Os pesquisadores descobriram que mulheres sedentárias (que se exercitavam menos de três vezes por semana) tinham 28% mais probabilidade de relatar sintomas graves da menopausa do que aquelas que se exercitavam mais. Sabe o que mais descobriram? Que essas mulheres sedentárias também tinham 52% mais probabilidade de se tornarem obesas.

Soluções naturais para sintomas da pré-menopausa

Embora não haja evidências médicas de que as terapias complementares de fato funcionem, algumas mulheres optam por ervas e suplementos para aliviar os sintomas da pré-menopausa e também combater a TPM. Naturalmente, é possível ter ambas ao mesmo tempo.

Essas soluções naturais trazem inúmeros benefícios para algumas mulheres, que sentem melhoras logo após o primeiro mês. A vitamina C e o óleo de peixe também são excelentes nesse sentido. No entanto, antes de escolher qualquer fitoterápico, certifique-se de que ele tem registro de medicamento fitoterápico emitido pela agência reguladora responsável. Se os sintomas ainda forem um problema, é fundamental procurar o seu médico.

Agnus castus: pode ajudar a equilibrar os hormônios na pré-menopausa. Alguns fitoterapeutas o recomendam para controlar sintomas como alterações de humor, tensão e ansiedade.

Erva-de-são-cristóvão: pode ajudar quem sofre de irritabilidade, secura vaginal, palpitação, suores noturnos, alterações de humor e ansiedade, bem como de enxaquecas pré-menstruais, que podem se agravar durante a pré-menopausa. Essa erva não tem um efeito similar ao estrogênio no organismo, o que é reconfortante para quem estiver preocupada com o aumento do risco de câncer ligado a hormônios, por histórico familiar. Por outro lado, alguns preparados da erva-de-são-cristóvão revelaram uma ligação com a falência do fígado.

Dong quai: usado na medicina tradicional chinesa e recomendado por alguns fitoterapeutas para aliviar a insônia e o sono perturbado por ondas de calor e suores noturnos.

Nutrição positiva

Se de repente você se sentir um pouco inchada, pode ser tentador "cortar as gorduras", mas não me canso de enfatizar o quanto o corpo precisa de boas gorduras – especialmente nessa fase! Eis aqui o motivo: o organismo como um todo e o cérebro precisam de gorduras para funcionar bem e para absorver as vitaminas lipossolúveis que fazem bem à pele, como as vitaminas A, D, E e K. As gorduras boas incluem óleos (de oliva, colza, o abacate e seu caroço), peixes gordurosos, oleaginosas e sementes. Opte por leite orgânico integral (procure informações como o selo de produto orgânico). O leite integral só tem 3,5% de gordura, não é um alimento muito gorduroso, sendo uma excelente fonte tanto de proteína quanto de cálcio, que ajuda na manutenção dos ossos.

Um odor diferente

Existe uma mudança sutil que talvez você nem tenha percebido antes de eu mencioná-la aqui, mas muitos fóruns na internet são dedicados a mulheres que discutem uma mudança no seu odor corporal. Muitas reclamam que, durante a pré-menopausa e depois, seu cheiro muda, fica mais forte, menos "feminino" e mais como "cheiro de homem". Embora muitos tenham sugerido que isso se deva ao aumento do hormônio masculino testosterona, é mais provável que seja resultado da diminuição do hormônio feminino estrogênio. Seu perfume favorito também pode começar a ter um cheiro diferente na sua pele. Por isso, é interessante deixar seus antigos favoritos no armário do banheiro e experimentar novas fragrâncias. Explore aromas mais leves e refrescantes (especialmente com notas cítricas de toranja e néroli), que, pela minha experiência, podem fazer você se sentir mais alegre e jovial.

Há diversas soluções práticas que ajudam a aliviar os sintomas, mas é realmente uma questão de tentar várias alternativas em vários momentos, a fim de equilibrar o bem-estar físico e emocional. Se seus sintomas se tornarem um verdadeiro fardo, sempre consulte seu médico – não há por que sofrer em silêncio.

EM RESUMO

- Dezenas de sintomas podem ser surpreendentemente descobertos como ligados à pré-menopausa ou menopausa.

- Para cada problema, existe uma solução: agora é o momento de tentar massagens, meditação, ioga e movimentar-se mais para ajudar com as dores de cabeça, a ansiedade, a insônia e o aumento de peso.

- Muitas mulheres são adeptas da TRH. Aquelas que estão inseguras podem tentar tratamentos alternativos com fitoterápicos, para ajudar a aliviar sintomas como suores noturnos, ondas de calor e baixa libido.

CAPÍTULO TRÊS:
TRH

A terapia de reposição hormonal (TRH) continua sendo um dos assuntos mais polêmicos e calorosamente debatidos da nossa geração, por trazer uma longa lista de benefícios e também alguns riscos a serem considerados.

Com base em inúmeros estudos conflitantes conduzidos desde que a TRH foi introduzida pela primeira vez no Reino Unido, em 1965, neste capítulo pretendo apresentar os mais recentes pareceres, riscos e benefícios em relação a esse tratamento.

Neste ponto, preciso declarar minha visão pessoal. Depois de conversar com muitos médicos e profissionais da saúde, sem contar amigas que adotaram a TRH (algumas já na faixa dos 70 anos!), mesmo doses baixas de TRH podem trazer diversos benefícios e melhorar os sintomas da menopausa. No que me diz respeito, a TRH serve apenas para completar o que falta naturalmente no meu corpo por causa da idade, e eu me sinto vicejar com ela. O sono é mais tranquilo, a pele fica mais lisa, o humor melhora e os níveis de energia aumentam. Para mim, as melhorias na qualidade de vida, além dos tantos benefícios para a saúde, compensam meu fator de risco pessoal.

Isso não significa, entretanto, que todas as mulheres devem fazer a TRH ou que esse tratamento seja adequado para todas. Primeiramente, é importante discutir suas necessidades com seu médico ou especialista, que vai levar em conta seu histórico de saúde familiar, suas condições preexistentes e seu estilo de vida.

O que é a TRH?

A TRH contém o hormônio estrogênio para repor o que nossos ovários não produzem mais, ou produzem menos durante a pré-menopausa. A maioria das formulações-padrão no Reino Unido e na Europa é derivada do inhame, uma planta rica em estrogênio idêntico ao do corpo.

O oestrogel e a progesterona micronizada, ambos comumente usados na TRH, são derivados dessa raiz tropical. Uma substância chamada diosgenina, precursora da progesterona, também é extraída do inhame.

Em seguida, ela passa por várias reações químicas para se tornar progesterona, molecular e absolutamente idêntica ao hormônio produzido pelo corpo.

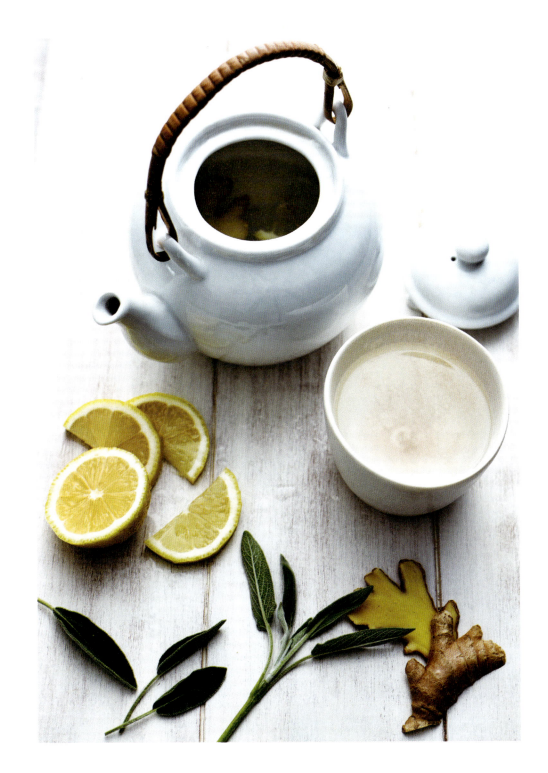

Alguns cremes "naturais" de progesterona já são oferecidos, mas não recomendados, por não serem bem absorvidos pelo organismo e também por conterem o hormônio em uma dose muito pequena para ser eficaz. Vale a pena explicar aqui que você talvez encontre "progestógenos" (uma forma sintética de progesterona) originalmente desenvolvidos, pois a progesterona não pode ser absorvida via oral.

Como fazer a TRH

Existem diferentes formas de se fazer a TRH. Consultando-se com o seu médico, você pode escolher a melhor para o seu caso de acordo com seu histórico e estilo de vida. Pode ser que você precise tentar várias combinações antes de encontrar a mais adequada.

Assim como no caso da pílula anticoncepcional, existe uma variedade de formulações de TRH. Ela está disponível em comprimidos, adesivos para a pele ou gel – ou ainda em uma combinação desses métodos. Os adesivos e os géis são absorvidos pela pele e são considerados preferíveis aos comprimidos, que precisam ser processados pelo fígado. Adesivos e géis também costumam ser recomendados para mulheres consideradas obesas.

Adesivos transdérmicos

Em geral, eles contêm apenas estrogênio e em intensidades variadas. Alguns podem ser aplicados a cada três ou quatro dias, e outros uma vez por semana. Funcionam liberando lentamente os hormônios por meio de um gel portante especial com a capacidade única de ministrar os ingredientes pela pele.

Gel

Compatível tanto com lipídios (óleos) quanto com água, o que é incomum e o torna mais facilmente absorvível pelo corpo através da epiderme. Uma ou duas bombas da embalagem são aplicadas, em geral, a cada noite. O gel de estrógeno friccionado na pele uma vez ao dia tem a vantagem de permitir o fácil ajuste da dosagem – geralmente começa com uma a quatro "bombadas" e vai reduzindo para uma ou duas doses ao dia, à medida que envelhecemos. Mulheres mais jovens com IOP podem precisar de doses mais altas.

Comprimidos

A TRH em forma de comprimidos ainda é o método mais popular e geralmente é ministrado como um comprimido de estrogênio por 14 dias, seguido de outro combinando estrogênio e progestógeno nos 14 dias seguintes. Também pode conter somente estrogênio (por exemplo, para mulheres submetidas a histerectomia), ou ser de uso contínuo, contendo estrogênio e um progestógeno. Se os comprimidos de progesterona forem ingeridos à noite, antes de se deitar, podem ajudar a induzir a sonolência.

A progesterona também pode ser ministrada diretamente por meio de um dispositivo intrauterino (DIU), que libera levonorgestrel e pode funcionar bem para quem não toma comprimidos de progestógeno. Vale a pena lembrar que alguns DIUs contêm progestógenos não tão idênticos ao do corpo quanto o progestógeno extraído do inhame selvagem, encontrado em comprimidos de progesterona micronizada.

Efeitos colaterais da TRH

Assim como em qualquer outro tratamento hormonal, é possível que haja efeitos colaterais nas primeiras semanas de tratamento. Os mais comuns são inchaço e sensibilidade dos seios, estufamento abdominal e retenção de líquidos, sangramento irregular, náusea, cãibras nas pernas, indigestão e dores de cabeça.

O sistema público de saúde aconselha procurar seu médico se sentir efeitos colaterais fortes ou que persistam por mais de três meses. Seu médico pode recomendar uma mudança na forma como você administra o estrogênio, sugerindo, por exemplo, adesivos em vez de comprimidos, alterando a medicação específica que você está tomando ou diminuindo a dose. Os comprimidos de estrogênio são geralmente ingeridos junto com alguma refeição, para minimizar a náusea e a indigestão. Além disso, atividades físicas e alongamento regulares podem ajudar a reduzir as cãibras.

E os hormônios "bioidênticos"?

Para quem optar por tratamentos mais caros em clínicas particulares, uma variedade de hormônios "bioidênticos" pode ser oferecida como alternativa supostamente superior aos medicamentos distribuídos pelo sistema público de saúde. No entanto, eles são muito semelhantes (quando não idênticos) à maioria das TRHs derivadas de plantas receitadas por médicos no Reino Unido. São considerados mais naturais do que a TRH-padrão, mas os ingredientes exatos não são regulamentados, por isso é difícil ter certeza. Em todo caso, nem sempre algo é melhor só por ser natural (vide veneno de cobra, cianureto, arsênico, etc.). Por serem formulações criadas sob medida para cada mulher, normalmente esses hormônios são "de chorar" (de tão caros!), tornando "fácil" lucrar às custas das senhoras mais idosas, potencialmente vulneráveis, muitas vezes receosas e mal-informadas.

Além da potencial exploração financeira, meu problema com os hormônios bioidênticos é que eles não são sequer regulamentados, nem sujeitos a controles médicos independentes de qualidade. Por isso, é fundamental pesquisar melhor. Algumas mulheres são levadas a acreditar que os hormônios bioidênticos são mais seguros do que a TRH normal, mas até agora há poucas evidências científicas que comprovem isso. Caso queira experimentá-los, consulte um especialista e também verifique se os medicamentos receitados são aprovados pela agência reguladora responsável. *

TRH – os riscos

Hoje em dia, aproximadamente uma em cada dez mulheres na menopausa faz TRH na Inglaterra, um número que representa menos da metade das que faziam o tratamento há uma década. Esse declínio brusco pode ser atribuído a pesquisas publicadas em 2002, quando o British Millennium Women Study divulgou evidências de que a TRH aumentava o risco de câncer de mama e apresentava um possível risco maior de desenvolver doença cardíaca. Como é de se compreender, muitos médicos cancelaram imediatamente suas receitas, enquanto a Medicines and Healthcare Products Regulatory Agency (MHRA)** expediu novas diretrizes, recomendando que todas as mulheres que faziam TRH recebessem a "mínima dose eficaz durante o menor tempo possível". Foi um estudo impreciso, mas àquela altura já era tarde demais: milhares de mulheres interromperam a TRH da noite para o dia, acreditando que os riscos eram altos demais se comparados aos benefícios.

De fato, existem riscos associados à TRH. O mais óbvio deles é que alguns tipos de TRH podem causar um aumento no risco de desenvolver câncer de mama. Estatisticamente falando, a Cancer Research UK relata que, se mil mulheres começassem a fazer a TRH combinada aos 50 anos e durante cinco anos, duas mulheres a mais no grupo desenvolveriam câncer de mama. Isso quer dizer que, embora seja um risco pequeno, ele ainda existe.

Infelizmente, o câncer de mama é comum. Cada mulher no Reino Unido tem uma chance em oito de desenvolver a doença fazendo ou não a TRH. Muitas mulheres ficam preocupadas em aumentar conscientemente seu risco de desenvolver câncer – o que é compreensível –, mas vale a pena observar de perto os fatos com seu médico.

Muitas das descobertas relativas ao aumento no risco de câncer de mama são provenientes de estudos que observaram mulheres que faziam a TRH via oral e não transdérmica (pela pele, com

---

* No Brasil, de acordo com a Resolução do Conselho Federal de Medicina (CFM) 1999/2012, *"a reposição de deficiências de hormônios e de outros elementos essenciais se fará somente em caso de deficiência específica comprovada e que tenham benefícios cientificamente comprovados"*, o que inclui a prescrição desses hormônios conhecidos como bioidênticos.

** Agência reguladora do Reino Unido.

adesivos e géis). No entanto, se você tiver um histórico de câncer sensível a hormônios, como certos tipos de câncer de mama, a TRH pode ser contraindicada. Se seus sintomas da menopausa são intensos, solicite ao seu médico uma indicação de tratamento já disponível na rede pública, ou consulte um especialista particular.

A duração da TRH também pode ser um fator importante. A maioria dos estudos que investigam a associação do câncer de mama com a TRH não revelou um aumento do risco em mulheres que fazem TRH durante cinco anos ou menos. Aquelas que fazem TRH combinada têm um risco maior de descobrir anormalidades na mamografia, pois a TRH pode aumentar a densidade do tecido mamário. Isso significa que pode haver também um número maior de falsos positivos que precisarão ser melhor investigados para, assim, serem descartados.

As mulheres que tomam a TRH em comprimidos apresentam um aumento no risco de desenvolver algum coágulo sanguíneo ou uma trombose venosa profunda (TVP). Mais uma vez, o risco é mais provável se você estiver acima do peso, se já teve algum coágulo ou se é fumante. Os resultados para o uso de estrogênio em adesivos ou géis – em vez de comprimidos – foram diferentes, por isso, consulte um especialista para avaliar o seu caso.

Alguns estudos mostraram um risco ligeiramente maior de AVC na administração de estrogênio puro ou TRH combinada. Esse risco se mostrou menor em mulheres que utilizavam adesivos ou géis, em vez de comprimidos – mas, mais uma vez, a veracidade desses dados vai depender do quadro clínico de cada mulher. Segundo estudos, a TRH oral com doses menores de estrogênio parece estar associada a um risco menor de AVC se comparado à administração de doses maiores. Se iniciada antes dos 60 anos e não fazendo parte do grupo de risco, a TRH, em qualquer apresentação, também não aumenta necessariamente o risco de um ataque cardíaco.

Um grande estudo recente realizado pela Women's Health Initiative (WHI) acompanhou 27 mil mulheres por cerca de dezoito anos e verificou os índices gerais de mortalidade em mulheres que faziam TRH em comparação com outras que tomavam placebo, sem notar diferenças significativas. Também não houve diferença relevante nos índices de mortalidade por doença cardíaca, AVC e câncer. Esse foi o primeiro estudo que examinou os índices de mortalidade a longo prazo entre mulheres que faziam TRH.*

Preocupações com o câncer

Mulheres que passaram por uma histerectomia e fazem a TRH só de estrogênio também não correm maior risco de desenvolver câncer de mama. Tampouco foi observado aumento no risco de câncer de mama em mulheres abaixo dos 51 anos que fazem qualquer tipo de TRH.

A atual recomendação oficial referente à TRH vem da dra. Heather Currie, da Escola Real de Obstetras e Ginecologistas (RCOG) e ex-presidente da Sociedade Britânica da Menopausa

---

* O Consenso Brasileiro de Terapêutica Hormonal da Menopausa, da Associação Brasileira de Climatério (Sobrac 2014), analisa com mais detalhes esse estudo e seus resultados. (N.E.)

(BMS), que diz que a TRH continua sendo um tratamento eficaz para os sintomas da menopausa, particularmente no controle das ondas de calor.

Todas nós podemos fazer TRH?

Em algumas condições e doenças, o estrogênio transdérmico (em vez de comprimidos) poderia ser receitado inclusive para quem sofre de doença dos rins ou bexiga, hipertensão, doenças cardíacas, trombose, endometriose, grandes miomas, lúpus eritematoso sistêmico, epilepsia e asma. Quem sofre de enxaqueca também estaria no grupo apto para fazer a TRH, mas com estrogênio em gel ou adesivo transdérmico, não em comprimidos. Consulte um especialista para verificar suas dosagens e/ou restrições.

Falando de testosterona

A testosterona é o terceiro hormônio importante a ser considerado quando falamos de TRH. As mulheres produzem testosterona naturalmente e ela pode ser receitada para agir em conjunto com o estrogênio e a progesterona. Como sabemos, nossos níveis normais caem durante a menopausa, quando nossos ovários param de funcionar, o que pode afetar drasticamente a forma como nos sentimos, já que a testosterona ajuda a melhorar o humor, a aumentar o nível de energia, a concentração e a libido. Mesmo uma pequena dose de testosterona pode ter um efeito positivo sobre as emoções e a energia.

Baixos níveis de testosterona em geral são diagnosticados por dois exames de sangue: um para os níveis básicos de testosterona e outro para a globulina ligadora de hormônios sexuais (SHBG), que verifica a testosterona biodisponível total e se liga a dois hormônios sexuais – o andrógeno e o estrogênio. Sua principal fonte é o fígado, além do cérebro, placenta, testículos e útero.

Quando o nível de testosterona cai, não só o sexo se torna menos atrativo, mas fica realmente menos prazeroso, por mais que nos sintamos emocionalmente ligadas e fisicamente atraídas pelo(a) nosso(a) parceiro(a). Tomar testosterona pode ajudar a reverter isso.

Mais uma vez, trata-se de uma escolha muito pessoal e nem todas as mulheres acham que isso ajuda, mas para algumas mulheres tomar testosterona melhora a clareza do pensamento. Uma das minhas amigas diz que a testosterona deixou seu cérebro mais aguçado do que nunca e ela sente uma disposição incrível na cama e nas reuniões de trabalho, ao passo que outra amiga parou de ingerir testosterona após seis meses de uso, pois o hormônio a tornou muito briguenta enquanto antes ela mal levantava a voz, por ser naturalmente calma.

Aqui, o fator crucial é a dosagem: a testosterona é receitada como um montinho de gel que vem em pequenos tubos ou sachês (contendo uma dose diária para os homens), mas para as mulheres não há uma dosagem exata. Muitas vezes, é você (consultando-se com seu médico) que vai decidir quanto usar. A dose mais comum é mais ou menos do tamanho de uma ervilha. Uma amiga que aplica o gel diariamente diz que sabe que precisa diminuir a dose quando começam a brotar pelos escuros no seu queixo! Mas quando ela vai ter um encontro romântico com o marido, aplica um pouco mais...

Benefícios da TRH

Em poucas semanas (talvez até em poucos dias) fazendo TRH, as ondas de calor e suores noturnos podem diminuir e, em alguns meses, muitas mulheres passam a se sentir como nos bons e velhos (jovens) tempos. O sono, o humor, a concentração e a energia melhoram, e talvez você se sinta até mais feliz – aliás, é difícil não se sentir assim quando as dores nas articulações desaparecem e a textura da pele e do cabelo melhora tanto!

Na minha experiência, já no primeiro dia aplicando estrogênio dormi profundamente, mas outros benefícios podem demorar um pouco mais para aparecer. Muitas mulheres relatam seu momento de alívio ao fazer TRH. A maior transformação acontece dentro de um a três meses, com o alívio de sintomas relacionados à saúde pélvica, incluindo uma diminuição da cistite, das ITUs e da frequência urinária. A secura vaginal e o desconforto sexual também podem diminuir.

Existem provas sólidas de que fazer TRH até dez anos depois da menopausa pode reduzir o risco futuro de doença cardiovascular (ataques cardíacos e AVCs), considerando que o risco de um ataque cardíaco aumenta sem o efeito protetor do estrogênio no corpo.

É certo que, até os 60 anos, os benefícios de fazer TRH em geral compensam os riscos – com acompanhamento médico adequado, é claro. O estrogênio é crucial para manter nossos ossos fortes e saudáveis e, portanto, mesmo uma dose baixa de TRH pode reduzir o risco de desenvolver osteoporose (ver o capítulo sobre saúde dos ossos, página 54). Pesquisas revelam que, ao fazer a TRH, há uma redução de 35% de fraturas da bacia e 34% da coluna por osteoporose.

Embora esse benefício se mantenha durante o tratamento, ele pode diminuir quando se suspende a TRH, ainda que algumas pesquisas mostrem que essa redução no risco de fraturas persiste por algum tempo mesmo depois que a TRH é interrompida. Analisando os estudos, pesquisadores concluíram que a TRH melhorou alguns sintomas de desconforto oral (como boca seca) em mais de 50% dos pacientes, o que faz sentido, já que durante a menopausa costuma haver uma diminuição na produção de saliva e os receptores de estrogênio na boca passam a receber menor quantidade desse hormônio. Muitos fluidos corporais e tecidos úmidos podem melhorar, dos olhos ao ouvido interno (reduzindo o risco de perda de audição e tinido), e o fortalecimento do colágeno e das fibras de elastina torna a pele mais tonificada. O estrogênio reduz a inflamação nas articulações, diminuindo o risco de osteoartrite, e a testosterona tem um efeito positivo na densidade óssea e na massa muscular. Dependendo do caso, a TRH também pode ajudar com a baixa autoestima e os sintomas psicológicos da menopausa.

10 FATOS SOBRE A TRH (A SEREM OBSERVADOS CASO A CASO)

1. Os benefícios podem ser maiores para quem começa a fazer a TRH até dez anos depois da menopausa.
2. A TRH não adia a menopausa, mas pode cessar alguns de seus sintomas.
3. A TRH é um tratamento diário e geralmente sem efeito cumulativo. Quando paramos de fazê-la, nosso corpo volta ao seu nível hormonal natural até aquele momento e não mantém nenhum benefício.
4. Em geral, a TRH não causa aumento de peso.
5. Em geral, a TRH não diminui os níveis de colesterol.
6. Conforme estudos, não existe relação entre a TRH feita apenas com estrogênio e o aumento no risco de desenvolver câncer de mama.
7. Fazer TRH não aumenta necessariamente o risco de doença cardiovascular em pacientes que iniciaram o tratamento antes dos 60 anos. Dependendo do quadro clínico, é uma terapia que pode proteger contra ataques cardíacos e AVCs.
8. Em geral, a TRH oral ou transdérmica não aumenta o risco de desenvolver diabetes tipo 2 e não afeta o controle da glicemia.
9. Qualquer aumento do risco de câncer de mama pode desaparecer quando a TRH é interrompida.
10. Diminuir gradualmente ou parar de uma vez a TRH não faz diferença nos sintomas a longo prazo, mas diminuir gradualmente o tratamento pode limitar a recorrência dos sintomas a curto prazo.

Perguntas frequentes

Quando devo começar a fazer TRH?

Há controvérsias na área da medicina se a TRH deve ser usada para "prevenir" ou para "remediar". Devemos começar a fazê-la já nos primeiros sinais da pré-menopausa, para prevenir uma longa lista de problemas de saúde e manter nossa pele, cabelos e unhas vistosos, sem falar na preservação da nossa saúde mental e na prevenção de uma potencial montanha-russa emocional? Ou devemos esperar até que nossos hormônios femininos fiquem quase indetectáveis no exame de sangue e busquemos ativamente ajuda com os sintomas?

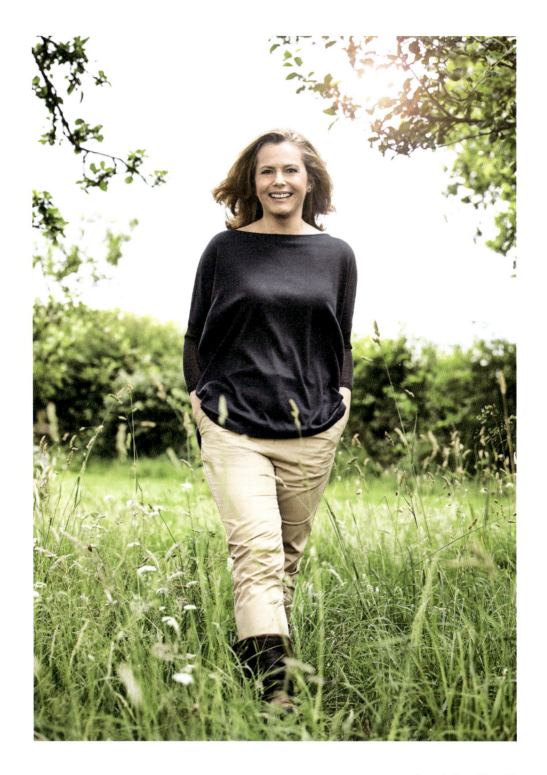

Há evidências de que, quanto mais cedo se inicia a TRH, melhor pode ser a proteção contra osteoporose e doenças cardíacas. De acordo com a dra. Louise Newson, clínica geral especialista em menopausa e pró-TRH, não devemos deixar para iniciá-la só quando estamos nos arrastando para fora da cama de manhã, "gazeteando" a academia e brigando com nossos parceiros. "Gostaria que as mulheres considerassem a TRH o mais cedo possível", diz Newson, "e a vissem como uma boa opção e uma alternativa libertadora ao sofrimento silencioso, com sintomas terríveis que afetam seriamente nosso estilo de vida e nossos relacionamentos".

"Uma das minhas pacientes começou a fazer a terapia e notou uma melhora significativa em sua pele – ela já tinha marcado uma cirurgia de lifting, que seria uma medida drástica, mas era o que sentia que precisava fazer para não parecer tão velha e cansada. No caso dessa paciente, o efeito da TRH foi tão notável que ela acabou cancelando a cirurgia!"

O QUE UM CIRURGIÃO PLÁSTICO VÊ

Olivier Amar, cirurgião plástico francês da Clínica Cadogan, em Londres, diz que consegue saber quais mulheres fazem TRH e quais não fazem só examinando a qualidade da pele delas. Enquanto a maioria das mulheres que faz TRH costuma requisitar preenchimentos e procedimentos leves de rejuvenescimento, as mulheres na menopausa que não fazem TRH estão mais propensas a querer um lifting. E o que nossas irmãs francesas acham da TRH? Elas adoram, *bien sûr*!

E se eu ainda estiver menstruando?

Para quem ainda está menstruando, os médicos poderão receitar um tipo de TRH que permite a menstruação mensal e que precisa ser feita por aproximadamente um ano. É comum (e completamente normal) ter sangramentos leves ou manchas na roupa íntima nos primeiros meses de uso. Sob prescrição médica, é possível começar a TRH mesmo enquanto ainda estiver menstruando.

Por quanto tempo posso fazer TRH?

Especialistas em menopausa não recomendam a TRH para tratamento a curto prazo, mas também não há uma duração preestabelecida. Algumas mulheres fazem por alguns anos, para ajudar com os piores sintomas e, depois disso, muitas percebem que seus sintomas desapareceram. Se os seus sintomas voltarem quando parar a TRH, isso não é necessariamente resultado da suplementação hormonal, mas porque você teria os sintomas da menopausa de qualquer forma. Muitas mulheres na faixa dos 70, 80 e até 90 anos ainda fazem essa terapia de reposição, não existe um limite máximo de idade.

O que acontece quando estou de fato na pós-menopausa?

Algumas mulheres decidem fazer TRH por muito mais do que apenas alguns anos, em razão de seus benefícios de aumento da densidade óssea e proteção contra doenças cardíacas, além da melhora nas condições do cabelo, pele e unhas. Algumas mulheres decidem não abandonar o tratamento porque se sentem melhor e com mais energia – tenho amigas de quase 70 anos, por exemplo, que dizem que a TRH foi a melhor decisão que já tomaram. A paciente de TRH mais velha da dra. Louise Newson, atualmente, tem 92 anos. Seja qual for a sua decisão, verifique com seu médico a melhor opção para o seu caso. Certifique-se de estar com todas as mamografias e outros exames em dia e adequados para a sua faixa etária.

A TRH vai melhorar a minha memória?

Alguns estudos mostram que mulheres na pós-menopausa que fazem TRH podem se sair melhor em testes de habilidade cognitiva do que as que não fazem a terapia de reposição hormonal. O efeito protetor do estrogênio contra o desenvolvimento da demência foi abordado na pesquisa de Ingrid Wickelgren (1997), por exemplo, que revela como o estrogênio é capaz de melhorar a memória em mulheres que já sofrem do mal de Alzheimer. Embora os estudos globais sobre o tema ainda sejam incipientes, este seria um importante benefício em potencial (alguns podem até considerá-lo o mais importante de todos).

EM RESUMO

- Há dezenas de sintomas com os quais você pode se surpreender ao descobrir que estão ligados à pré-menopausa.
- Os riscos de fazer TRH são provavelmente menores do que você pode ter sido levada a crer. Investigue com cautela os benefícios e os riscos para o seu caso.
- Em geral, a terapia de reposição hormonal utiliza hormônios bioidênticos extraídos de fontes vegetais (inhame selvagem) que se assemelham ao que nosso corpo produz naturalmente.
- Muitos dos inconvenientes e problemas de saúde (grandes e pequenos) que nos incomodam agora podem ser causados pela diminuição dos níveis de estrogênio.
- Não desanime com a aparente falta de conhecimento e a relutância de alguns médicos para receitar a TRH. Nenhum médico negaria insulina a um diabético, então também não poderia negar estrogênio a uma mulher que, sem risco comprovado, precisa de um tratamento para amenizar seus sintomas da menopausa.

CAPÍTULO QUATRO:
Saúde dos ossos

É uma pena que tantas jovens entendam tão pouco sobre como a dieta pode afetar a saúde a longo prazo. Tente dizer a uma garota de 20 e poucos anos, por exemplo, que ela precisa adotar uma dieta balanceada hoje para não sofrer com ossos fracos quando tiver mais de 50! Por isso é tão importante que as jovens não sejam estimuladas a adotar hábitos alimentares de exclusão (em especial o baixo consumo de cálcio) sem terem bons motivos para isso e sem examinarem com cautela as informações nutricionais dos alimentos de onde vêm seus altos níveis de cálcio absorvíveis no dia a dia.

Dos nossos 20 e tantos anos em diante, não conseguimos mais acrescentar cálcio em nossos ossos e, por isso, a questão é manter a saúde deles – ou seja, por meio da dieta e de exercícios, preservar nossa densidade óssea. Isso é severamente colocado à prova nos primeiros cinco anos da menopausa, quando se perde quase 10% da massa óssea e uma em cada quatro mulheres de mais de 50 anos acaba sendo diagnosticada com osteoporose.

Por isso, reforço para as minhas filhas (e, por favor, diga isso também para as suas) sobre a importância, em qualquer idade, de seguir uma dieta balanceada e saudável que inclua muito cálcio e vitamina D, encontrados em peixes gordurosos (cavalinha, salmão, sardinha), queijo, ovos, leite e outros laticínios, suco de laranja e cereais enriquecidos, além de ricas proteínas vegetais, como grão-de-bico e ervilha.

Também faço questão de apoiá-las a fazer exercícios físicos – um hábito essencial para toda a vida –, pois eles ajudam a fortalecer os ossos e mantê-los fortes. Os exercícios de força que utilizam o peso do próprio corpo incluem qualquer tipo de movimento em pé, pois a pressão percorre a coluna, a pelve e as pernas, seja andar, correr, fazer ioga, jogar tênis ou golfe – que são atividades excelentes para manter o esqueleto saudável (embora sejam bons para o condicionamento físico, a natação e o ciclismo não são considerados exercícios de força que utilizam o peso corporal).

Mas lembre-se: se você já tem osteoporose, nenhum exercício vai ajudar se você não estiver seguindo uma dieta saudável e balanceada.

Isso não nos parece uma crise de saúde pública até sabermos que a fratura da bacia é o ferimento grave mais comum na terceira idade, ocupando 1,5 milhão de diárias hospitalares no Reino Unido a cada ano, a um custo de 1 bilhão de libras esterlinas anuais para o sistema público de saúde. Atualmente, a osteoporose afeta uma em cada duas mulheres acima dos 50 anos, com quase 75% de todas as fraturas da bacia acontecendo com mulheres, na sociedade ocidental. Embora os homens também possam desenvolver osteoporose, estima-se que seja uma doença de seis a oito vezes mais comum nas mulheres, que têm menor massa óssea.

Osteoporose

A osteoporose é caracterizada pela perda da resistência óssea, quando os ossos se quebram mais facilmente. É muito mais comum à medida que envelhecemos, com a perda de densidade óssea acontecendo mais rapidamente nos anos seguintes à menopausa e perdurando por toda a velhice. A perda de estrogênio tem um papel importante nisso. Uma das formas mais populares de prevenir a osteoporose causada pelo declínio dos níveis de estrogênio é fazendo TRH, que tende a reduzir a perda óssea após a menopausa.

A osteoporose muitas vezes é considerada uma doença silenciosa, por não apresentar sintomas até que uma fratura aconteça, ou uma vértebra ceda. Se você teve o azar de ser diagnosticada com essa doença, seu risco de sofrer uma fratura aumenta – às vezes, com um trauma pequeno, ou mesmo sem nenhum trauma, como sofrendo um tombo. O esqueleto fica tão frágil que mesmo atividades normais, como sentar-se e levantar-se, tossir ou até abraçar o parceiro podem ocasionalmente resultar em fraturas dolorosas em qualquer osso, incluindo a coluna, a bacia e os pulsos. Por isso, a osteoporose precisa ser levada a sério bem mais cedo do que está sendo hoje em dia, especialmente porque há muitas maneiras simples de reduzir o risco de desenvolvê-la.

O cálcio é muito importante para a manutenção da saúde dos ossos. Os níveis de cálcio no sangue e nos ossos são controlados por três hormônios: o paratormônio (PTH), o calcitrol (ou 1,25-dihidroxivitamina D) e a calcitonina. Nossa taxa de absorção varia – aumenta, por exemplo, durante a gravidez, mas diminui com uma alimentação ruim.

A calcitonina é um hormônio produzido dentro da glândula tireoide e preserva o cálcio nos ossos, bloqueando os efeitos do PTH. A vitamina D é produzida pela nossa pele durante a exposição ao sol e depois precisa ser convertida quimicamente no fígado e nos rins em uma forma ativa. A substância final estimula a absorção de cálcio no intestino.

O PTH liberado pelas glândulas paratireoides também protege contra o baixo nível de cálcio no sangue, aumentando a ativação da vitamina D nos rins. Durante a menopausa, os rins perdem um pouco a habilidade de converter a vitamina D em sua forma ativa; por isso, para manter um nível constante de cálcio no sangue, há uma perda na qualidade e na força dos ossos.

É por isso que é tão importante comer *diariamente* muitos alimentos ricos em cálcio.

Exercícios de força

A menos que tenhamos um problema nas costas, talvez nunca procuremos a ajuda especializada de fisioterapeutas ou osteopatas certificados, o que é uma pena, pois muitas vezes eles têm um tesouro de conselhos inspiradores para nos oferecer. O osteopata Nick Cowan explica por que é fundamental que a gente se movimente *regularmente*. Ele diz que somos projetados para o movimento e isso nos beneficia, melhorando o fluxo sanguíneo para nossos músculos e articulações e mantendo a saúde dos nossos ossos. Assim como acontece com os músculos, os ossos também respondem a estímulos. O esforço na forma de uma carga (ou peso) estimula a absorção de cálcio e novas formações ósseas. O exercício também promove músculos mais fortes e melhora a coordenação e o equilíbrio, reduzindo o risco de quedas e possíveis fraturas.

EXERCÍCIOS DE ALTO IMPACTO

- **Dança:** dança de salão, como o tango, melhora a coordenação motora e a resistência postural.

- **Pliometria:** saltar ou fazer movimentos explosivos melhora a força e a agilidade.

- **Trilha:** andar em terreno acidentado proporciona um ótimo estímulo para os músculos (use calçados adequados e tome cuidado para não torcer o tornozelo).

- **Marcha/corrida:** uma excelente forma de prevenir danos aos ossos – mas antes verifique seu ritmo com um profissional e compre tênis adequados para corrida.

- **Tênis/badminton:** as mudanças repentinas de direção durante o jogo são muito úteis para o equilíbrio.

EXERCÍCIOS DE BAIXO IMPACTO

- **Aparelho elíptico:** baixo impacto nas articulações, mas requer alta resistência muscular.

- **Aeróbica de solo:** impacto reduzido, mas ainda enfatiza a força muscular e o equilíbrio.

- **Subir escadas:** testa a força e o equilíbrio.

- **Caminhada:** na dúvida, é sempre uma boa forma de se mexer!

- **Natação:** nenhum impacto, mas a resistência da água melhora a força muscular.

"Quando o assunto é exercício, é importante considerar seu ponto de partida", diz Nick. "Se você raramente (ou nunca) se exercitou, nunca é tarde para começar. Para quem já tem experiência, o risco da osteoporose não avisa quando vai aparecer em um exercício. É tudo questão de medir seu risco com uma avaliação adequada e aumentar a variedade de exercícios, para evitar lesões por esforço repetitivo e hipertreinamento."

A seguir, listamos suas principais recomendações de exercícios e como eles podem ajudar. Gosto muito de caminhadas ao ar livre todos os dias (em qualquer clima, nada de inventar desculpas!) em um ritmo rápido, para movimentar e energizar todo o corpo. É uma forma maravilhosa de arejar a mente, sobretudo se for de manhã cedinho ou depois do jantar, para ajudar a digestão e também a pegar no sono.

Nick também recomenda levantar pesos e usar faixas elásticas/de resistência (perfeitas para levar na mala, se você viaja muito) como outras excelentes formas de estimular a força muscular e melhorar o equilíbrio e a coordenação motora. Ele também cita Tai Chi ou Pilates como técnicas ideais para desencadear essas reações tão necessárias dos tecidos ósseos e musculares, ajudando a manter a boa saúde e a mobilidade na estrutura musculoesquelética como um todo.

Itens obrigatórios

Nick cita alguns itens obrigatórios para qualquer paciente que visite sua clínica. Seja qual for a sua idade, vale a pena seguir!

- Não fique sentada por mais de dez minutos. Qualquer tempo a mais comprime a sua coluna e enrijece os ombros, quadris e joelhos (já estou pensando em arrumar uma mesa para trabalhar em pé).

- Levante-se tantas vezes quanto possível. Sua circulação agradece e o oxigênio tão necessário fluirá pelo seu corpo.

- Movimente os braços acima da cabeça. Comece dando de ombros, fazendo uma "ola" e, enquanto espera a chaleira ferver, balance esses braços.

- Não tenha medo do frio. Uma humilde ducha fria pode proporcionar um estímulo cardiovascular muito necessário, ajudando o sistema imunológico.

- Mantenha os músculos aquecidos. Isso pode parecer contradizer o conselho anterior, mas, embora os benefícios do frio sejam reais, o uso intermitente de bolsas de água quente, saunas, etc. proporciona um estímulo que melhora a função muscular e aumenta o fluxo sanguíneo para o cérebro – afinal de contas, somos animais de sangue quente!

- Tente dormir em horários regulares. Uma rotina de sono bem-estabelecida proporciona mais do que uma mente clara e saudável pela manhã. Esse tempo vital de reparo noturno cura músculos lesionados, articulações inflamadas e desgastes e estiramentos em geral.

Eu corro risco?

Embora a deficiência de estrogênio seja um dos mais importantes fatores de risco para o desenvolvimento da osteoporose após a menopausa, há outros que precisam ser considerados. Existe um risco um pouco mais alto se você for caucasiana ou asiática, se você tem ossos finos, peso abaixo do normal, deficiência de vitaminas, uma dieta pobre em cálcio e rica em fosfatos (por exemplo, refrigerantes), se consome muito álcool e cafeína, fuma, não se exercita e, finalmente, se tem um histórico familiar da doença.

Se isso a deixou preocupada em relação à sua densidade óssea, seria uma boa ideia fazer um exame de densidade mineral óssea (ou DEXA: densitometria por dupla emissão de raios-X), especialmente se precisa fazer histerectomia, pois aí poderá ver quão fortes seus ossos estão e os resultados podem ser usados como base para exames futuros. Se você optar por não fazer a TRH e tem um histórico familiar de osteoporose ou um histórico pessoal de distúrbios alimentares, agende um exame de densitometria óssea em alguns intervalos de anos, para avaliar e controlar a saúde dos seus ossos.

Osteoporose facial

Sou fascinada pela abordagem da dra. Rebecca Booth, ginecologista norte-americana e autora de *The venus week*, sobre a osteoporose. Quando ela quer que as pacientes levem a sério o risco da doença, simplesmente diz que a osteoporose também pode afetar o rosto. "Em geral, elas ficam surpresas, pois acham que é uma doença que só afeta os ossos grandes do esqueleto, como os da coluna, da bacia e das pernas –, mas não o rosto", explica a dra. Booth. Faz sentido, é claro, que nossos ossos faciais entre 40 e 65 anos sejam bem diferentes dos ossos dos 20 aos 40 anos; esses ossos perdem densidade e volume no mesmo ritmo que os outros e, em algumas mulheres, esse processo já começa aproximadamente aos 27 anos de idade. A densidade óssea está fortemente ligada ao teor de colágeno, por isso pode-se dizer que aproximadamente um exame de densitometria óssea reflete o nível de colágeno do corpo.

Não é novidade dizer que o estrogênio tem um papel importante na promoção do colágeno. Os homens, em contrapartida, têm um declínio muito gradual na testosterona (também promotora de colágeno), pois seus órgãos reprodutores não "se aposentam", ajudando-os a manter sua densidade óssea e força muscular – eles têm até menos rugas do que mulheres da mesma idade.

"Os ossos das órbitas, que rodeiam nossos olhos, são uma característica central do rosto e, à medida que a densidade óssea diminui com o envelhecimento, nossas órbitas se alargam um pouco, fazendo com que nossos olhos 'afundem' levemente", diz a dra. Booth, "resultando em olheiras escuras e na perda de volume sob os olhos. Nós nos concentramos nas rugas, mas a estrutura dos ossos é vital para sustentar a nossa pele."

Protegendo os ossos do maxilar e os dentes

Muitas mulheres não reconhecem a relação de alguns dos seus sintomas com a menopausa, sendo a saúde bucal uma área de grave preocupação. Isso porque as mudanças podem ser dramáticas mesmo quando você não tem um histórico de problemas dentais. À medida que os níveis de estrogênio diminuem, os ossos enfraquecem e pode haver perda óssea no maxilar. Um relatório de 2006 da American Dental Association notou que mulheres na pós-menopausa e com osteoporose precisavam mais frequentemente de dentaduras novas após os 50 anos do que aquelas que não sofriam de osteoporose.

Desconforto oral

Sintomas comuns que costumam ser relatados aos dentistas são boca dolorida, ardência, alterações no paladar e boca seca. Uma razão para isso é que, como há receptores de estrogênio na boca, quando esse hormônio diminui, menos saliva é produzida. Mais um excelente motivo para manter-se hidratada e ter sempre uma garrafa de água filtrada à mão.

Retração gengival

A inflamação e a diminuição dos níveis hormonais tornam as gengivas mais sensíveis e propensas à retração, o que deixa os dentes mais vulneráveis às cáries. Gengivas que sangram são um motivo de preocupação, pois podem ser um sinal de gengivite; por isso, consulte um periodontista ou dentista, que vai aconselhar sobre como prevenir uma maior deterioração. Tomar iogurte fermentado com kefir (fonte muito rica em bactérias benéficas) também provou ser útil para manter as gengivas saudáveis.

Perda dos dentes

Estudos demonstraram que a perda óssea corporal total pode contribuir para a queda dos dentes mesmo em bocas saudáveis, o que é um grande incentivo para melhorar a higiene bucal, escovando os dentes duas vezes ao dia e usando fio dental diariamente, além de ir ao dentista duas vezes ao ano e também consultar um periodontista. Um estudo norte-americano mostrou que mulheres que fazem TRH têm 24% menos probabilidade de sofrer perda dos dentes, o que é uma notícia encorajadora!

Como a TRH pode ajudar na minha saúde bucal?

O dentista Richard Marques é fã da TRH, por ela trazer benefícios para a saúde bucal. Ele explica que a menopausa pode causar problemas nos nossos dentes e gengivas por causa dos efeitos da redução do estrogênio, que deixa a boca mais seca. Quando a boca fica seca, as bactérias conseguem se multiplicar, causando cáries e erosão dental (desgaste do esmalte), o que pode fazer as gengivas sangrarem ou se retraírem. Segundo ele, a TRH ajuda a nivelar o estrogênio e a progesterona, melhorando a saúde dos dentes e das gengivas. Para quem se preocupa com a saúde bucal, estudos demonstraram que a TRH melhorou os sintomas de desconforto em mais de 50% das pacientes.

Alguns estudos demonstraram que mulheres que fazem TRH são geralmente mais preocupadas com a saúde – o que, obviamente, não é regra, pois muitas mulheres optam por tratamentos mais alternativos pelo mesmo motivo de prevenção. Um grupo recebeu mais atendimento dental, por exemplo, e relatou consultas mais frequentes ao dentista. Um estudo japonês com 330 mulheres na pós-menopausa mostrou que o estrogênio pode ocasionar a retenção dos dentes, fortalecendo a área periodontal ao redor deles – sem aumentar a altura do osso bucal e diminuindo a porosidade desses ossos. A pesquisa concluiu a existência de uma forte relação entre a duração do tratamento com estrogênio e o número de dentes remanescentes.

Alimentos amigos e inimigos dos ossos

É fácil ficar confusa sobre o que é bom comer e o que pode ter um impacto negativo sobre os ossos, mas os cientistas parecem concordar que a proteína é tão essencial quanto o cálcio e a vitamina D para a saúde dos ossos e a prevenção da osteoporose. Isso porque a proteína compõe cerca de metade do volume do osso e cerca de um terço de sua massa, que está sendo constantemente reconstruída. Os mesmos estudos afirmam que é importante não seguir uma dieta muito rica em proteínas e que as proteínas vegetais, como grão-de-bico, ervilha e lentilha, são tão úteis para os ossos quanto as proteínas animais, como ovos, leite, iogurte fresco natural e queijo. Procure alimentos como cereais matinais e pães enriquecidos com vitamina D e prefira substitutos para o leite de vaca (como leite de arroz, de amêndoas ou de soja) especialmente enriquecidos com vitamina D, pois tudo ajuda quando o assunto é a manutenção dos ossos.

Existem algumas opções menos óbvias também ricas em cálcio, como amêndoas e nozes – ingerir seis ou sete por dia não só ajuda a manter o nível de açúcar equilibrado como também fornece proteínas e ajuda os ossos. O arroz integral também contribui no quesito cálcio, por isso é bom considerá-lo em vez do macarrão ou da batata nas refeições. Utilizo o arroz integral em várias das minhas receitas deste livro e gosto muito das variedades orgânicas de grãos curtos.

Peixes gordurosos, como a cavalinha, o atum, o peixe miúdo, o salmão e a sardinha, também são excelentes fontes de cálcio. As verduras escuras, de sabor mais acentuado e também ricas em magnésio, são as melhores para os ossos, como a couve-galega, as algas marinhas, as folhas de nabo, a couve kale, o quiabo, a acelga chinesa, os brócolis e a couve-de-bruxelas, e também a soja. Já o mineral boro, que também ajuda a conservar a saúde dos ossos, pode ser encontrado em maçãs, peras, uvas, tâmaras, uvas-passas, morangos, laranjas, bananas, figos e abacaxis.

Sou muito fã de leguminosas por causa de seu alto teor de fibras e proteínas, mas, infelizmente, embora elas contenham cálcio, também são ricas em fitatos, substâncias que interferem na capacidade de o corpo absorver o cálcio. Deixar o feijão de molho na água durante uma noite e cozinhá-lo em água limpa reduz os níveis de fitatos.

Assim como as leguminosas, o farelo de trigo contém altos níveis de fitatos que podem impedir a absorção de cálcio pelo organismo, além de também reduzir a absorção de cálcio proveniente de outros alimentos ingeridos ao mesmo tempo. Vale a pena lembrar que, quando você está comendo farelo de trigo e leite (por exemplo, em um cereal matinal), o corpo absorve parte do cálcio do leite, e não todo. Para ajudar na melhor absorção desses nutrientes, procure auxílio médico.

Eu adoraria sugerir que todos comessem mais espinafre, mas não contem com ele como fonte de cálcio. Como ele é rico em oxalatos (ácido oxálico), o corpo não pode absorver facilmente o cálcio nele contido. Outros alimentos com fatores antinutricionais incluem o ruibarbo e algumas leguminosas. Por isso, há controvérsias de que o espinafre seja de fato uma boa fonte de ferro.

Acho que existem poucas coisas tão deliciosas quanto salmão levemente defumado e, claro, ele está cheio de ômega 3, os amigos da pele e do cérebro. Por outro lado, ingerir alimentos com alta concentração de sódio (sal) faz o corpo perder cálcio, o que pode contribuir para a perda óssea. Tente não ingerir mais do que 2.300 mg de sódio por dia; se o rótulo de um alimento informar que ele contém 20% ou mais de sódio, já é muito!

No grupo dos "ladrões de cálcio" está o álcool (que também interfere nos níveis de vitamina D). Por isso, limite o consumo de álcool pelo bem dos seus ossos e, claro, do seu fígado. A cafeína também limita a absorção de cálcio e pode contribuir para a perda óssea se você tomar mais do que três xícaras de café ou de chá forte por dia.

O fortificante na geladeira

Mantenho minha geladeira sempre bem abastecida com iogurte fresco natural, que é uma excelente fonte de cálcio, proteína, vitaminas B12 e D. Pesquisas revelaram que um maior consumo de iogurte pode levar ao aumento da densidade óssea e à redução do risco de osteoporose. Cientistas acompanharam 4.310 irlandeses adultos com mais de 60 anos e descobriram que aqueles que consumiam iogurte regularmente tinham um aumento de 3%-4% na densidade mineral óssea em comparação com os que não consumiam; as mulheres mostraram um risco 52% menor de desenvolver osteoporose (e os homens, 39%). De acordo com essa pesquisa, a principal dica em relação ao iogurte é que ele é uma boa fonte de micronutrientes, vitaminas B12 e D, cálcio, além de proteína e probióticos (nas versões bio ou "vivo") e a combinação desses elementos é o que pode produzir um efeito benéfico.

Suplementos essenciais para os ossos

Você pode achar que sua dieta saudável aliada a suplementos já cobre todas as suas necessidades para ter ossos saudáveis, mas vale a pena verificar exatamente o que você está tomando, para confirmar se não está faltando alguma vitamina ou mineral importante.*

- **Vitamina K:** de acordo com a Fundação Internacional de Osteoporose (IOF), baixos níveis de vitamina K levam à baixa densidade óssea e a um aumento no risco de fraturas em idosos. Fontes incluem verduras verdes e folhosas, como alface escura, espinafre e repolho-crespo (verde escuro), fígado, alguns queijos fermentados e produtos de soja.

- **Magnésio:** embora a deficiência de magnésio seja rara, esse mineral tem um papel crucial na formação dos ossos, mas nossa capacidade de absorvê-lo diminui com a idade. Excelentes fontes incluem verduras verdes escuras, oleaginosas, sementes, cereais integrais e bananas.

- **Zinco:** a importância desse mineral não poderia ser maior em relação à renovação dos tecidos ósseos e sua mineralização. Carne vermelha magra orgânica, frango, cereais integrais e leguminosas são fontes abundantes de zinco.

- **B6, B12 e mais ácido fólico:** pesquisas revelam que essas três vitaminas têm um papel crucial na transformação da homocisteína em outros aminoácidos a serem utilizados pelo organismo, por isso é possível que tenham um efeito protetor contra a osteoporose. São necessárias mais pesquisas para verificar se a suplementação dessas vitaminas do complexo B também ajuda a reduzir o risco de fraturas.

- **Vitamina A:** de acordo com a IOF, a ingestão de vitamina A é polêmica, pois um alto nível dela pode ter um efeito negativo sobre os ossos, o fígado e a pele. É difícil consumir a dose diária recomendada (fontes incluem vísceras, laticínios, gemas de ovo), e a vitamina A só se torna um problema quando uma dose alta demais é consumida como suplemento. "Mais pesquisas são necessárias quanto ao papel da vitamina A na saúde dos ossos, embora muitos países já alertam que tomar, ao mesmo tempo, um suplemento de óleo de fígado de peixe e um suplemento multivitamínico, pode levar a um consumo excessivo de vitamina A." Para encontrar a opção mais segura para o seu caso, consulte o seu médico.

---

* No Brasil, antes de comprar qualquer suplemento à base de plantas e ervas, verifique se já é um produto regulamentado pela Anvisa. (N.E.)

EM RESUMO

- Ossos fortes são fundamentais para uma vida saudável, ativa e longa. A prevenção da osteoporose pode ser feita por meio de dieta, exercícios físicos e estilo de vida.

- Não se esqueça de que a saúde dos ossos afeta TODOS os ossos, inclusive os ossos da face e a mandíbula – o que pode incluir a perda dos dentes.

- Opte por alimentos amigos dos ossos, como iogurte fresco natural, verduras verdes escuras e carne vermelha, evitando os inimigos, como cafeína, refrigerantes e – surpreendentemente! – espinafre (em razão de seu alto teor de ácido oxálico e fitatos). Visite um nutricionista para elaborar a dieta nutricional adequada para você.

CAPÍTULO CINCO:
Beleza

A maioria de nós já deve ter reduzido a rotina diária de beleza para alguns minutos apenas, usando uma porção de produtos e maquiagem. Claro, você pode estar completamente satisfeita com os séruns, os bálsamos e os hidratantes nutritivos do seu arsenal de beleza, mas acredito sinceramente que a menopausa é o momento perfeito para analisar com cuidado toda a sua forma de lidar com o envelhecimento e priorizar os cuidados consigo mesma.

Por muito tempo, no Reino Unido, existe uma tendência de considerar os tratamentos e procedimentos estéticos como "luxo", ao passo que em outros países da Europa, como na França, as mulheres entendem a preocupação com a aparência como uma forma de autocuidado, não como um simples "mimo".

Por que agora é um momento tão apropriado para focar na beleza? Ainda não encontrei nenhuma mulher que, ao passar pelo climatério, não tenha sentido uma diminuição na autoconfiança diante das inevitáveis mudanças no corpo e no rosto refletidas no espelho. Mas não é da minha natureza adotar uma postura negativa! Prefiro tirar vantagem das centenas de produtos e possivelmente até de procedimentos já disponíveis para ajudar a levantar, esticar, rejuvenescer e aumentar a autoestima. Assim, podemos encarar o futuro com mais otimismo e confiança.

Protetor solar TODOS os dias

Começo com o protetor solar porque esse é um dos meus itens obrigatórios. Você pode dedicar tempo e dinheiro em outros tratamentos, mas se sua pele já está danificada pelo sol, os resultados nunca serão tão bons. Pense nos raios UVA como raios "do envelhecimento": eles conseguem penetrar na pele muito mais profundamente do que os raios UVB e os danos que causam resulta no envelhecimento da pele. À medida que envelhecemos, nossa pele tem menos melanócitos, células que contêm o pigmento melanina, secretado para nos proteger contra os prejudiciais raios ultravioleta. Por isso, usar protetor solar no rosto e no pescoço não é só para os meses de verão – os raios UVA prevalecem igualmente no inverno. Se você não quiser acelerar o processo de envelhecimento, use um protetor solar fator 50 no rosto, no pescoço e no dorso das mãos (neste último caso, se você estiver ao ar livre fazendo quaisquer atividades do dia a dia, como levar seu cão para passear, a pele das mãos se estica enquanto você segura a coleira, tornando-a mais vulnerável ao sol). Sua mão e braço esquerdos também ficam mais expostos ao sol se você dirige com a janela aberta.

Hidratação é essencial

Nunca mudo o meu discurso sobre isso: para ter a pele mais jovial possível, você precisa alimentá-la internamente com uma dieta nutritiva e também ser disciplinada nos cuidados regulares – dos quais um dos mais importantes é a hidratação. A capacidade de a pele reter umidade diminui com a idade e, portanto, logicamente aumenta a necessidade de usar um bom hidratante.

O hidratante alisa e protege as camadas superiores da pele e ajuda a retardar o processo de envelhecimento. Ele não faz isso propriamente hidratando, mas evitando a perda de água transepidérmica, ao formar uma camada sobre a superfície da pele. É essa barreira que retém a água dentro da epiderme para combater a perda de umidade.

A maior parte dos meus ingredientes favoritos para cuidados com a pele vem do reino vegetal. Eles não são só mais frequentemente compatíveis com a pele (do que as versões sintéticas), como muitas vezes contêm ingredientes que a auxiliam, como antioxidantes naturais e compostos anti-inflamatórios.

Os ingredientes que mais procuro em hidratantes são os óleos vegetais (não minerais), como óleo de rosa mosqueta, óleo de abacate, vitamina E (do óleo de gérmen de trigo), óleo de argan, óleo de semente de borragem, manteiga de carité e óleo de cacau. Uma boa formulação deve sempre ser rapidamente absorvida, sem deixar a pele grudenta. Sempre procuro aquelas que combinam vários ingredientes benéficos para a pele, como ácidos graxos essenciais, com vitaminas e extratos botânicos. Uma dica é procurar os nomes botânicos em latim na lista de ingredientes, pois isso indica que o produto foi formulado com maior cuidado e de forma especializada.

Hidratantes um pouco mais enriquecidos são bons para a pele mais ressecada na nossa idade e sempre se aplicam no rosto, no pescoço e no decote (esfregando um pouco mais no dorso das mãos, só para garantir). À noite, prefiro incluir um sérum noturno ou óleo facial, para dar à minha pele uma energia extra.

A indústria da beleza despertou para o fato de que as mulheres maduras desejam não apenas produtos melhores, formulados especialmente para elas, como também estão dispostas a pagar mais por isso. Várias linhas recentes de cuidados para a pele se baseiam no aumento do uso de ácidos graxos essenciais e fitoestrógenos, além de novas descobertas científicas, como o fator de crescimento epidérmico (EGF), que podem ajudar a pele a se renovar à medida que envelhecemos.

Melhore o seu creme para as mãos

Ainda é verdade que as mãos e o pescoço são as partes do corpo que mais revelam os sinais da idade. Por isso, uso rigorosamente um creme nutritivo para as mãos depois de contato com a água e, à noite, antes de dormir. Mais uma vez, evite as loções à base de óleo mineral e procure cremes mais enriquecidos, com óleos vegetais, como o de abacate ou de amêndoas. Aplicar uma camada generosa de creme para as mãos antes de calçar um par de luvas de algodão para dormir é uma dica simples que realmente pode funcionar para amaciar e hidratar as mãos. O mesmo princípio também se aplica aos pés: passar um bom creme para os pés e dormir com meias de algodão.

Ilumine-se!

Corretivos não são só para adolescentes baladeiras – nós também precisamos deles! Em geral, o inchaço ao redor dos meus olhos e as olheiras desaparecem uma ou duas horas depois de acordar (especialmente se estimulados com uma leve massagem com as pontas dos dedos ao redor do osso orbital), mas se não melhorarem, costumo usar um corretivo iluminador com micropartículas que refletem a luz. Aplique um tom mais claro do que seu tom natural de pele nos cantos internos abaixo dos olhos, usando a ponta do dedo mindinho. É um bom truque dos maquiadores para fazer com que os olhos pareçam menos cansados.

Base

Por mais que seja tentador aplicar uma densa camada de base como se fosse um hidratante, isso não vai ajudar. Pense sempre em camadas finas – prefiro um pouco de base, bem sutil, translúcida, quase inexistente, para ajudar a criar um visual naturalmente renovado. Invista em um espelho de aumento, para que você veja exatamente como e onde aplicá-la, e espalhe bem do queixo em direção à parte superior do pescoço, para evitar uma linha divisória. Quando encontrar uma base com uma fórmula que lhe agrade (algumas das formulações novas e mais caras são excelentes), compre em alguns tons diferentes, para misturá-los e ter a tonalidade exata da sua pele. No verão, você pode usar um tom um pouco mais escuro (conforme o necessário), para obter um visual naturalmente "bronzeado" e iluminado.

Reforce as sobrancelhas

Certamente será um grande alívio saber que não é mais necessário dedicar tanto tempo à remoção de pelos (exceto alguns pelos específicos no rosto...). Por outro lado, de repente você acorda e descobre que suas sobrancelhas, antes tão volumosas, parecem ter sido exageradamente retiradas com a pinça, e há poucas coisas que envelhecem mais o semblante do que sobrancelhas finas e ralas. Se você está lendo isso na juventude, ou falando com as suas filhas, a regra é: não arranque demais.

Para dar vida nova às sobrancelhas, aqui estão alguns truques que acrescentei ao meu ritual diário de beleza – mas tenha paciência, porque elas não vão voltar a crescer da noite para o dia. Gosto de massagear meu couro cabeludo seco, antes de lavar o cabelo; sempre use as pontas dos dedos e não as unhas. Isso estimula a circulação e o fluxo sanguíneo para a área, o que, por sua vez, estimula o crescimento. Faço o mesmo com as sobrancelhas. Entre seus inúmeros usos cosméticos, o óleo de coco funciona como um condicionador básico de sobrancelhas e pode ajudar a estimular as raízes quando massageado suavemente nas sobrancelhas. Massagear um pouco de óleo de abacate ou de azeite de oliva também funciona, contanto que seja feito regularmente (para um aroma relaxante, você pode acrescentar uma gota de óleo essencial de lavanda ou de néroli).

Para ter diariamente um efeito mais impecável, invista em uma sombra fosca da mesma cor das suas sobrancelhas, e pincele-a em movimentos curtos para cima, utilizando um pincel pequeno e estendendo um pouco as extremidades, para dar a ilusão de sobrancelhas levemente mais cheias. Acerte as sobrancelhas, penteando com um pouco de gel para cabelos, ou borrife um pouco de laquê em uma escovinha velha de rímel e aplique nos pelos.

Cuide dos cílios

Assim como acontece com as sobrancelhas e com o nosso cabelo, naturalmente os cílios também podem ficar mais ralos. Aplicar várias camadas de rímel é uma maneira eficaz de aumentar seu volume (tente usar um marrom bem escuro, para que fique mais natural). Não caia na tentação de experimentar os géis e séruns "regeneradores" de cílios, pois além de muito caros, eles costumam causar irritações nos olhos e até a própria queda dos cílios – exatamente o que você quer evitar.

É muito motivador parecer bem desperta ao se olhar no espelho pela manhã. Outra opção é tingir os cílios, ou usar cílios postiços de longa duração (ideais para férias e ocasiões especiais, por durarem algumas semanas), mas lembre-se de que o uso frequente enfraquece os cílios e você pode até perder mais alguns fios no processo.

Uma alternativa mais segura é utilizar cílios postiços leves, em tiras – compre os que parecerem mais naturais e corte-os no tamanho adequado. Acho mais bonito e natural usar uma tira curta só no canto das pálpebras, ou apenas incrementar os cílios naturais com alguns fios individuais nos cantos exteriores dos olhos. Tome cuidado e nunca retire os cílios postiços puxando, pois isso irá enfraquecer seus cílios naturais. Remova-os soltando o adesivo com a ajuda de um chumaço de algodão embebido em óleo vegetal ou um removedor de maquiagem mais oleoso.

Outro truque para fazer os cílios parecerem mais volumosos é aplicar um lápis de olho marrom escuro ou preto dentro da borda da pálpebra superior. Parece aflitivo, mas se você usar um lápis de olho bem macio e à prova d'água, é um ótimo truque para que seus cílios pareçam mais cheios.

Cabelo mais espesso e volumoso

Você pode sentir falta dos dias em que bastava lavar o cabelo e sair, mas à medida que o cabelo fica mais fino, mais fraco ou áspero e seco, ele pode precisar de muito mais amor. Compensa trocar o xampu por um sem sulfatos, que tem menos chance de irritar um couro cabeludo sensível. Apenas verifique se no rótulo diz que o xampu protege a cor, caso seu cabelo seja tingido ou tenha luzes, pois algumas das fórmulas mais "naturais" podem tirar a tintura do cabelo. Só aplique xampu uma vez ao lavar o cabelo – se usar mais, o cabelo e o couro cabeludo podem ficar muito secos e a cor desbotará mais rápido.

Outra dica essencial para as madeixas mais velhas é usar um condicionador mais cremoso e/ou máscara capilar quase que semanalmente, para ter um condicionamento profundo e deixar o cabelo macio e sedoso. Não esqueça: o calor seca e danifica os cabelos finos, por isso diminua a intensidade do secador e aplique um spray de proteção contra o calor, se for usar chapinha ou modelador de cachos.

O cabelo grisalho é outro assunto difícil para muitas de nós. Parece haver duas linhas de pensamento em relação a isso: ou você aceita seu novo cabelo grisalho/branco ou recorre à tintura. Particularmente, não me sinto pronta para deixar que meu cabelo denuncie minha idade para o mundo inteiro, por isso prefiro a segunda opção. Um dos motivos pelos quais estou mais loura agora, na casa dos 50 anos, é que minhas raízes brancas ficam menos óbvias e meus fios prateados se misturam mais facilmente aos fios louros. Mulheres com cabelos naturalmente mais escuros podem preferir tingir com outros tons. Uma terceira opção é se libertar e adotar uma mudança radical de cor – vejam só a popularização das cabeleiras rosas, azuis e violetas. Além de empoderar, pode cair muito bem!

Agora uma palavrinha sobre "lá embaixo" e a delicada questão dos pelos pubianos grisalhos. Tudo bem pedir que o seu cabeleireiro tinja seu cabelo, mas... e os "países baixos"? Para quem ainda está "na pista" ou quer voltar a ela, uma virilha grisalha pode ser motivo de preocupação. Estava discutindo sobre esse assunto com algumas amigas e uma delas disse que achava os pelos grisalhos tão desconcertantes que decidiu fazer depilação a laser em toda a área (ficamos perplexas!). Uma sugestão menos dramática é o uso de tintura para bigodes, que suponho ser duradoura e muito eficaz para restabelecer a maciez e a ondulação, além da cor. De qualquer forma, consulte-se antes com um dermatologista e tenha cautela para não escolher produtos que lhe causem alergia.

Tratamentos estéticos

Há milhões de mulheres tentando conter o processo do envelhecimento, por isso não é novidade que o mercado global da medicina estética supere 10 bilhões de libras esterlinas até o final de 2021. As mulheres ainda respondem por 91% de todos os procedimentos estéticos – 46.526 deles foram realizados no Reino Unido em 2015, um aumento de 12,5% sobre o ano anterior, de acordo com a Associação Britânica de Cirurgiões Plásticos Estéticos (BAAPS). Os procedimentos mais populares continuam sendo o aumento dos seios, seguido da blefaroplastia (cirurgia das pálpebras), lifting no rosto e no pescoço, redução dos seios e lipoaspiração.

Sempre se consulte com profissionais registrados em conselhos de classe profissionais – já ouvi casos de mulheres cuidadosas deixarem que seu dentista aplicasse Botox® nelas, o que é um erro. Se você decidir recorrer a esses procedimentos estéticos, deixe seu rosto aos cuidados de um médico profissional devidamente especializado em anatomia clínica facial.

Minha preferência é ir primeiro pelo caminho natural – mas aí me pergunto: O que é natural? E se um tratamento usar apenas algo produzido pelo meu corpo e reinjetá-lo para estimular o que já existe nele? Algumas amigas ficavam extremamente deprimidas com sua aparência e as vi reanimadas, felizes e muito mais otimistas após um procedimento estético para corrigir algo que talvez fosse imperceptível para mim ou para você, mas que acabava com a autoconfiança delas.

Uma das minhas amigas achava que os lóbulos de suas orelhas haviam se esticado demais (por ter usado brincos enormes por anos) e isso a deixava muito estranha. Ela fez, então, uma cirurgia de redução e ficou tão encantada com o resultado que passou a usar rabo de cavalo no cabelo, o que a deixou com aparência mais jovem. No caso dela, um procedimento simples teve um resultado muito positivo.

Sou totalmente a favor de fazer algo para se sentir mais confiante e entusiasmada. Pequenas manchas típicas da idade nas minhas mãos me incomodavam, por isso realizei um procedimento a laser para removê-las, o que me deixou menos constrangida na TV e nas sessões de fotografia. Minha família nunca havia reparado nelas, mas eu sim – e agora prefiro minhas mãos sem elas.

Felizmente, os dias das cirurgias plásticas radicais quase não existem mais. A ordem do dia é fazer intervenções mais naturais, com tratamentos que exigem pouco ou nenhum tempo de internação, não permanentes e incrivelmente sutis. Muitas vezes, é difícil perceber se uma amiga se submeteu a um pequeno procedimento ou apenas voltou de uma viagem relaxante de férias. Na minha opinião, os tratamentos a seguir estão entre os melhores (ainda que caros) para levantar o visual; eu os consideraria antes de pensar em qualquer procedimento mais radical e permanente que envolva um longo pós-operatório. Talvez você já tenha ouvido falar em alguns deles, mas os novos e constantes desenvolvimentos na indústria cosmética mostram que, em comparação a dez ou mesmo cinco anos atrás, já é possível esperar melhores resultados desses procedimentos.

Ácido hialurônico

Seu nome parece um tanto quanto "cáustico", como se ele queimasse a pele, mas o ácido hialurônico é produzido naturalmente no corpo, embora seus estoques também diminuam com a idade. É uma substância incrivelmente forte e, como umectante, atrai a água diretamente do ar e puxa a umidade para a pele, deixando-a mais preenchida. Ele também pode ser injetado diretamente na pele para reforçar nossas reservas naturais; estudos mostraram que isso parece estimular nossas reservas de ácido hialurônico e colágeno a renovarem sua atividade. Muitas marcas populares de cosméticos de preenchimento contêm ácido hialurônico para preencher os lábios e suavizar rugas. Não precisamos necessariamente ir a um cirurgião plástico para sentir seus benefícios, pois o ácido hialurônico também é um ingrediente popular de muitos séruns disponíveis em marcas desde as mais caras até as mais populares. Costumo tomar o ácido hialurônico como um suplemento para a pele. O meu favorito é o líquido: coloco uma colherada em sucos ou vitaminas, criando um "coquetel" que faz bem para a pele quando combinado com colágeno líquido ou em pó.

Peeling facial

A boa notícia é que a geração mais moderna de peelings pode ser usada para rejuvenescer tanto as mãos quanto o pescoço e o rosto. A maioria das clínicas oferece um programa de tratamentos químicos criados para esfoliar profundamente a pele e estimular o crescimento de novas células epiteliais. Não é um procedimento único, sendo geralmente recomendada uma série de sessões para obter o máximo resultado, complementada com cuidados especializados com a pele. Hoje em dia, os peelings faciais são mais suaves do que parecem, não têm efeitos colaterais adversos (a não ser a vermelhidão temporária, em alguns casos) e podem suavizar significativamente rugas danificadas pelo sol, deixando a pele mais macia e com aparência mais sedosa.

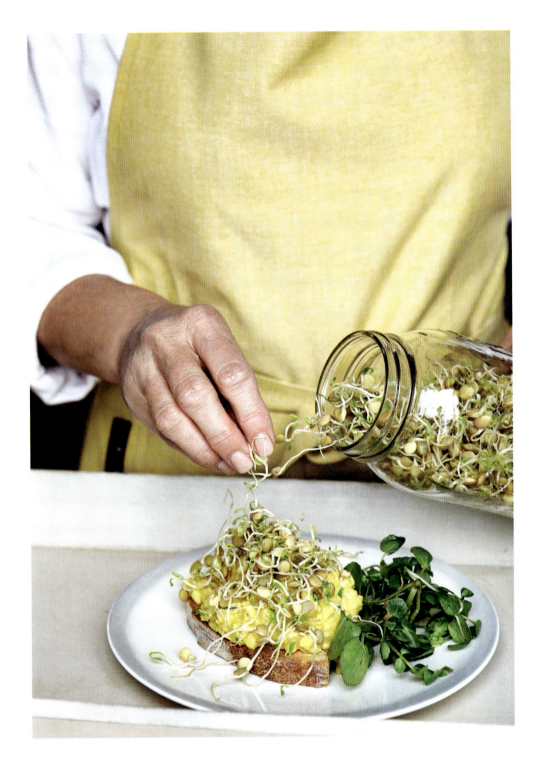

Capítulo Cinco: Beleza 71

Microagulhamento

Certamente promove o autorreparo e me disseram que a leve sensação de queimadura e a vermelhidão que provoca valem a pena pelos resultados. O microagulhamento utiliza agulhas minúsculas para fazer punções ínfimas por todo o rosto, desencadeando a reação do corpo a ferimentos. A pele se repara, produzindo novo colágeno e fibras de elastina, o que a preenche.

É ideal no combate a cicatrizes, poros largos, rugas, danos causados pelo sol e manchas da idade, mas não é adequado para quem tem rosácea, psoríase ou eczema, ou para quem fez preenchimento facial recentemente. Não há risco de hiperpigmentação, pois os melanócitos e a epiderme permanecem intactos e a pele geralmente se cura em até 24 horas, embora resultados visíveis possam demorar de seis a oito semanas.

PRP Express

Um dos maiores cirurgiões plásticos do Reino Unido, Olivier Amar, está na linha de frente das técnicas não invasivas "antienvelhecimento" e é o criador do PRP Express. A técnica funciona extraindo plasma rico em plaquetas (PRP) do sangue do paciente. Rico em fatores de crescimento, o PRP é injetado por meio de uma cânula minúscula no tecido profundo das bochechas, o que ajuda a rejuvenescer a pele, ativando suas próprias defesas naturais. Isso, por sua vez, produz colágeno e plasma rico em plaquetas, curando a pele de dentro para fora. O procedimento é chamado de "Express" porque leva cerca de trinta minutos, não exige internação, os efeitos são visíveis em dez dias e duram aproximadamente seis meses. Amigas que não gostam da ideia de preenchimentos sintéticos e preferem uma solução natural relatam que, após o procedimento, ficaram com aquele "brilho de quem acaba de voltar das férias".

Fotorrejuvenescimento a laser

O laser é agora um dos tratamentos mais populares para a pele envelhecida e funciona usando energia térmica para remover as camadas mais externas da pele, estimulando o crescimento de pele nova. Sempre faça uma consulta antes de agendar um procedimento, pois os diferentes tipos de laser – terapia a laser ablativo ou não ablativo, laser fracionado e terapia fotodinâmica – promovem benefícios bem diferentes.

Já existem tratamentos menos invasivos com fotorrejuvenescimento a laser não ablativo que, em poucos minutos, trata linhas de expressão, rugas, vasinhos e vermelhidão. É suave o suficiente para tratar a delicada pele ao redor dos olhos, do pescoço, da boca e do peito. Como esse laser aquece profundamente a pele (em até 3 mm de profundidade), não é preciso usar anestésicos e a reparação da pele acontece sem danificar sua camada externa. Você pode precisar de várias sessões, mas na maioria dos casos esse procedimento tem a vantagem de causar menos complicações.

Acupuntura facial

Se você não se incomoda com agulhas, a acupuntura estética facial pode ser uma excelente forma de estimular a renovação das células do corpo. A acupuntura é um ramo da medicina chinesa, existente há 2.000 anos, em que são inseridas agulhas finas na pele, em certos pontos do corpo, e é usada para tratar de tudo – desde dores nas costas e problemas no estômago até enxaqueca e problemas de fertilidade. Seus adeptos afirmam que a acupuntura facial reduz rugas, elimina linhas de expressão, levanta pele flácida e melhora o tônus e a textura da pele, com efeitos que duram até três meses. A maioria dos terapeutas recomenda em média dez sessões para que os resultados apareçam, e cada sessão dura aproximadamente 45 minutos.

As agulhas são inseridas em pontos de pressão que correspondem aos principais órgãos, para que a energia e as endorfinas sejam liberadas. É esse pequeno trauma que melhora o fluxo sanguíneo, estimula a renovação celular e ajuda o corpo a rejuvenescer. Ao traumatizar nossa pele dessa forma, estimula-se a produção de colágeno, essa proteína tão fugaz que começa a desaparecer na menopausa.

PROMOTORES DE COLÁGENO

Para ajudar a produção de colágeno, que está em declínio nessa fase, coma alimentos ricos em vitamina C, como couve, espinafre, frutas cítricas e tomate; muitas frutas e hortaliças coloridas, como beterraba, pimentão vermelho e brócolis, além de todas as frutas vermelhas, de morango e framboesa a mirtilo e amora. Para realmente estimular a pele, você também pode experimentar o colágeno em pó, um suplemento cada vez mais popular que pode ser acrescentado em vitaminas, mingau, muesli, iogurte –, mas lembre-se de que sua origem é bovina ou de animais marinhos, não sendo adequado para vegetarianos. Para suplementar as reservas de colágeno por meio dos alimentos, opte por alimentos ricos em glicina e prolina, dois dos aminoácidos necessários para a produção de colágeno. Estudos revelam que certos tipos de caldo de osso podem ajudar nisso, em especial de osso de frango e bovino.

Proteção dos olhos

À medida que envelhecemos, o excesso de exposição ao sol e ao vento pode fazer com que o branco do olho fique amarelado em razão dos danos no DNA das células. Para manter o branco dos olhos claro e proteger a pele ao redor deles, use óculos de sol de armação grande, com 100% de proteção contra raios UV, quando estiver ao ar livre, em dias claros. Se seus olhos têm a tendência de ficarem vermelhos ou ressecados no calor ou em ambientes com ar-condicionado, use colírio para mantê-los lubrificados.

MEU RITUAL FAVORITO PARA MANTER A QUALIDADE DA PELE DURANTE A MENOPAUSA

Estamos em uma fase em que, se quisermos minimizar os sinais inevitáveis do envelhecimento, precisaremos ser muito rigorosas em relação ao nosso regime de beleza. Para mim, esse ritual dá à minha pele a melhor oportunidade de sentir-se mais limpa, macia e bem descansada.

TODO DIA:

- Higienize o rosto com uma loção de limpeza não espumosa, duas vezes ao dia, todos os dias.
- Hidrate com um creme à base de óleo vegetal, duas vezes ao dia, todos os dias.
- Acrescente à sua rotina diária um sérum para rosto e pescoço.
- Use um protetor solar mineral de fator alto no rosto, no pescoço e no dorso das mãos quando sair, durante o ano todo.
- Procure tomar ao menos um suco vegetal todos os dias.
- Inclua na sua dieta alimentos ricos em vitaminas E e D, cálcio, ômega 3 e probióticos de alta potência.
- Faça exercícios físicos regularmente: caminhe e mantenha-se ativa todos os dias.
- RESPIRE! Lembre-se de respirar adequadamente e relaxar os ombros.
- Reserve alguns minutos de silêncio, meditação ou prece, para clarear a mente e acalmar o corpo.
- Curta um banho relaxante após escovar o corpo a seco. Após o banho, sempre aplique um creme hidratante para o corpo.
- Durma sete ou oito horas por noite.
- Beba muita água filtrada – 1,5 a 2 litros em goles, ao longo do dia.
- Coma alimentos *in natura* e não processados, com muitos ingredientes vegetais, como hortaliças verdes e algumas frutas (uso a proporção 70:30).

TODA SEMANA:

- Faça uma esfoliação ou uma vaporização facial.
- Aplique uma máscara facial.
- Faça manicure em casa.
- Faça uma esfoliação corporal completa no chuveiro.

TODA QUINZENA:

- Faça pedicure em casa.

TODO MÊS:

- Marque um tratamento de beleza, como massagem corporal ou esfoliação facial.

A beleza e o corpo

Sei que muitas mulheres acham muito mais desafiador manter sua forma física quando entram na menopausa, por isso é importante saber exatamente o que está acontecendo – além de ter, é claro, algumas soluções à mão.

Gordura nas costas e tudo o mais

Sabemos que nossos hormônios estão inextricavelmente ligados a quase todas as mudanças que acontecem no corpo após os 40 anos. Até então, o excesso de gordura costumava ficar acumulado nos quadris e nas coxas, mas agora não. O acúmulo de gordura passa para a barriga e para uma nova (e detestável) área: as costas.

Os níveis mais baixos de estrogênio levam o corpo a usar açúcar e amidos com menor eficiência. E não só isso: quanto mais baixo é o nível de estrogênio, maior é a tendência de comer e menor é a vontade de nos movimentar. Para trabalhar e tonificar as costas, use um aparelho de remo na academia e faça levantamentos laterais de peso (para poder fazer isso em casa, invista em um conjunto de halteres).

Para combater os temidos "pneuzinhos", você não precisa necessariamente queimar calorias na academia (embora isso também seja bom!). A Universidade Yale descobriu que mulheres com altos níveis do hormônio do estresse, o cortisol, são mais propensas a ter excesso de gordura na barriga e pneuzinhos saltando do cós das calças. O antídoto? Ioga! As praticantes de ioga apresentaram um nível de estresse menor do que as mulheres que não praticavam. Nadar duas vezes por semana, durante 24 semanas, também ajudou a reduzir em 15% a gordura corporal nas mulheres participantes – além de uma queda de 8% da pressão arterial.

Seios

Cientistas da Universidade da Califórnia descobriram que o tecido dos seios envelhece mais rápido do que qualquer outro tecido corporal nas mulheres acima dos 46 anos. Uma mistura de hormônios e gravidade, além do atrofiamento dos tecidos adiposo e fibroso, fazem com que nossos seios não pareçam os mesmos de antes de termos filhos ou nos nossos 30 anos. Natação, ioga, Pilates, flexões de braço e supinos ajudam a estimular os músculos que estão sob o tecido mamário. Este é o momento ideal para experimentar sutiãs e buscar orientações sobre como obter a melhor sustentação e apoio da sua roupa íntima.

O cirurgião plástico Olivier Amar, da Clínica Cadogan, realiza o que chama de "reforma da menopausa" em clientes que sentem seus seios muito grandes e pesados, a ponto de lhes causarem dores nas costas. O cirurgião eleva os seios e também faz uma redução no tamanho, o que ajuda as mulheres a se sentirem mais leves, melhorarem sua postura e, com isso, serem mais otimistas com seus corpos em transformação.

Postura perfeita

Em geral, conseguimos adivinhar a idade aproximada de alguém que está andando à nossa frente só observando seu jeito de caminhar e sua postura. É um triste fato que, ao chegar na menopausa, a maioria das mulheres anda mais lentamente e não se conserva ereta – sem falar no "pescoço tecnológico" (queixo duplo e pescoço enrugado causados pelo uso excessivo de aparelhos eletrônicos), que também atinge os mais velhos.

Uma das maneiras mais fáceis de rejuvenescer anos em sua aparência é fazer um esforço consciente para melhorar sua postura – e nunca é tarde para começar. Ao ficar com postura ereta, os pés bem plantados no chão, o olhar para a frente e os ombros para trás e abaixados, você imediatamente se sente mais confiante, determinada, além de isso empinar os seios. Inspire e expire fundo e devagar e tente lembrar a sensação dessa postura, para que você possa recriá-la ao caminhar. Tente aumentar o ritmo sempre que estiver andando na rua, para que seja uma forma eficaz de se exercitar, em vez de ser apenas um meio de chegar a algum lugar. À medida que você for ficando mais consciente de como se comporta em pé, como se senta e se move, automaticamente vai começar a se corrigir. Sou a primeira a admitir que é difícil largar velhos hábitos posturais, mas adoro essa dica para liberar a tensão e abaixar os ombros: coloque os braços atrás das costas e segure um cotovelo com a outra mão – isso imediatamente a deixará com uma postura mais ereta e você poderá sentir os ombros mais relaxados. É um ótimo movimento para fazer enquanto você espera a chaleira ferver, em uma pausa do trabalho ou de dirigir.

Pilates e ioga são duas excelentes modalidades para corrigir a postura corporal – e você não precisa ser uma jovenzinha flexível para segui-las. Dois exemplos inspiradores e muito conhecidos são Lynne Robinson, pioneira responsável pelo boom do Pilates no Reino Unido (que até deu aulas para o time de futebol do Chelsea), e Barbara Currie, uma professora de ioga que, aos 74 anos, pratica desde os 29 e está com uma aparência incrível para a sua idade. Você encontrará os detalhes delas na página 235

Arquear as costas é um alongamento "antienvelhecimento" que melhora a postura, trabalha os principais músculos e corrige aquela corcunda tão desagradável que pode surgir na terceira idade. Para iniciantes, a posição da cobra é um bom começo: deite-se de barriga para baixo, com as mãos alinhadas logo abaixo dos ombros; devagar, faça força para levantar e curvar as costas. Mantenha a coluna alongada e os ombros abaixados, concentrando-se nas costas e na parte da frente do corpo.

MANTENHA-SE FORTE

Segundo o famoso personal trainer Michael Garry, existem três alongamentos simples que deveríamos fazer todos os dias, conforme envelhecemos, para proteger a mobilidade das costas, das pernas e dos quadris:

- Toque os dedos dos pés, deixando as pernas um pouco afastadas, os pés paralelos aos ombros e os joelhos levemente flexionados. Isso irá alongar os músculos isquiotibiais e aliviar qualquer tensão na parte inferior das costas.

- Alongue os quadríceps ficando de pé em uma perna só (segure-se nas costas de uma cadeira para se equilibrar, caso precise) e vá erguendo o pé, segurando-o pela frente do tornozelo e puxando-o em direção às nádegas. Repita com o outro lado.

- Alongue as panturrilhas ficando de pé em um degrau e baixando os calcanhares até sentir todos os músculos da panturrilha se alongando.

EM RESUMO

- Hoje existem muitos procedimentos estéticos minimamente invasivos, que não são permanentes, mas que podem dar aquela força de que tanto precisamos em nossa aparência, autoestima e bem-estar.
- Também existem muitas dicas de como podemos melhorar a aparência – desde usar creme mais hidratante para as mãos e corrigir nossa postura até manter nossa flexibilidade com alongamentos diários.
- Sinta a diferença com minhas regras favoritas para a pele na menopausa.

CAPÍTULO SEIS:
Sexo (e relacionamentos)

Quem não quer ser abençoada com um relacionamento digno e aproveitar uma vida de sexo saudável e pleno? Para a maioria de nós, durante esse caminho, oscilações perturbadoras em nossas sensações sobre nós mesmas e sobre nossos parceiros podem afetar negativamente o relacionamento. Durante a menopausa, essas sensações podem estar ligadas aos hormônios, mas nem sempre. É importante não nos permitirmos acreditar (ou sermos convencidas pelos outros) que toda decisão que tomamos nessa fase das nossas vidas é movida pelos hormônios.

Nossa atitude em relação ao sexo pode mudar por uma exaustiva lista de razões – muitas psicológicas, muitas fisiológicas – e tornar-se mais complicada pela nossa reação emocional a elas. Também é excepcionalmente difícil se sentir sexy, ousada e empolgada com o sexo quando você sente o oposto de tudo isso, podendo até relutar em continuar por receio da dor da fricção e do sangramento causados pela secura vaginal, ou de ter incontinência, de ter uma recaída na candidíase ou outra infecção do trato urinário.

Essas sensações são incrivelmente comuns e inúmeros especialistas da área concordam que nosso maior desafio é nos aceitar – aceitar nosso "eu" *em transformação* – e continuar conversando com nossos parceiros. Neste capítulo, quero falar sobre tudo que pode contribuir para que você não queira ou não aprecie o sexo: do aumento na flatulência à dor pélvica.

Naturalmente, todas conhecemos as exceções: aquelas mulheres que marcham pela menopausa com a libido de Catarina, a Grande, que nunca parecem invisíveis nas festas e que estão deslumbrantes mesmo quando mal conseguiram dormir. Essas mulheres não precisam de dicas, só da nossa admiração!

A triste realidade é que as funções sexuais da mulher declinam com a idade, mas a ciência ainda não comprovou se isso realmente se deve à menopausa, ao envelhecimento ou a outros fatores físicos, psicológicos ou sociais. Pesquisadores da Carolina do Norte descobriram que as mulheres costumam sentir um declínio na libido vinte meses antes de sua última menstruação – isso apesar de mais de 75% avaliarem o sexo de moderada a extremamente importante para elas.

Nesse sentido, nota-se uma incongruência entre querer sexo, achar que o sexo é importante e de fato fazer sexo.

Esse estudo examinou os dados de aproximadamente 1.400 mulheres e descobriu que até um ano antes da sua última menstruação, as funções sexuais diminuíram 0,35% e continuaram a diminuir por mais de um ano depois. Mulheres que fizeram histerectomia (cirurgia de retirada do útero) antes da menopausa não apresentavam perda de libido antes da cirurgia, mas tiveram por até cinco anos depois dela.

O que aconteceu com a minha libido?

É óbvio que, quando nosso nível hormonal diminui, isso pode ter um impacto significativo em nosso desejo sexual e várias mudanças físicas também podem ter impacto sobre como nos sentimos em relação ao sexo. Isso se aplica especialmente à queda do nosso nível de testosterona.

Com a redução do colágeno, que mantinha a vagina elástica e flexível, agora a vagina talvez se encolha e se expanda com menos facilidade, tornando o sexo menos espontâneo. A vulva (parte externa dos genitais: lábios, clitóris e entrada da vagina) pode ficar mais fina, seca e com coceira; você também pode notar uma vermelhidão e irritação da vulva ou da vagina, ocasionalmente ou com maior frequência.

O equilíbrio do pH da vagina também se altera. Quando somos jovens e férteis, a vagina é ácida justamente para evitar infecções e, assim, estimular a fecundação. Agora que o estrógeno não é mais dominante, pode haver um aumento do risco de infecções vaginais, como candidíase, infecções do trato urinário (ITU) e coceira. Esses problemas não são exclusividade de mulheres sexualmente ativas, mas podem acontecer com qualquer uma de nós.

Outros problemas podem acontecer se você tiver diabetes, uma doença que pode danificar os nervos das células que revestem a vagina, o que também pode interferir na excitação e no orgasmo. Se esse for o seu caso, é hora de consultar um especialista. Além disso, se você sente sua pele muito seca, letargia e aumento de peso, a baixa libido pode ser sintoma do mau funcionamento da glândula tireoide, sendo ideal marcar uma consulta e fazer um exame de sangue.

Estimuladores naturais da libido

Uma dieta saudável rica em ômega 3 e vitamina C pode ajudar a melhorar a libido. Vitaminas com zinco também ajudam os hormônios sexuais – as francesas, por exemplo, apostam nas ostras como afrodisíacas, por conterem bastante zinco. A vitamina C é essencial na produção do colágeno, que amacia tanto a pele do rosto quanto a pele lá embaixo. A erva-de-são-joão costuma ser uma opção para casos de depressão leve e algumas mulheres dizem que ela também ajuda na libido.

Secura vaginal

Outro sintoma digno de uma consulta é a secura vaginal. Muitas mulheres não procuram ajuda por se sentirem constrangidas, por não perceberem o quanto é comum, ou simplesmente por acharem que devem aguentar, pois não há o que fazer. Tratar a secura vaginal pode trazer uma grande melhora na sua qualidade de vida e na do seu parceiro, por isso sempre arranje tempo para consultar-se com seu médico.

Enquanto muitos dos problemas do sexo nessa idade (ITUs, candidíase, infecções) são enfrentados em segredo, sem alertar os parceiros, a secura vaginal é algo tão óbvio para os dois que não tem como se esconder dela! Se a penetração se torna literalmente impossível e não acontece, pode causar frustração e nervosismo, a menos que seja encontrada uma solução.

A secura vaginal, ou vaginite atrófica, é resultado de uma diminuição significativa do nível de estrogênio. O estrogênio é responsável por manter a vagina macia, flexível e lubrificada, pronta para o sexo e a fecundação. Alguns médicos se referem a ela como síndrome geniturinária da menopausa (GSM), porque não é só a vagina que é o alvo, mas o trato urinário também pode sofrer.

Supõe-se que esse problema tão desagradável e comum afete cerca de 70% das mulheres na menopausa, com sintomas como coceira, ardência e desconforto. Embora isso se acentue durante o sexo, algumas mulheres sentem desconforto até para realizar atividades do dia a dia, como sentar-se ou caminhar. A secura vaginal também pode ser causada por outros fatores além do nível de estrogênio, como tratamentos que envolvam anticoncepcionais, antidepressivos, medicamentos para alergia e resfriado.

SOLUÇÕES

1. Probióticos

- É aqui que os probióticos realmente se destacam – não só para a saúde do intestino, mas também para a saúde vaginal. Tomar um probiótico aumenta os níveis de bactérias boas no sistema digestivo, o que pode ajudar a prevenir a candidíase e as infecções vaginais e urinárias que prejudicam tantas mulheres durante a menopausa. Acredita-se que as cepas *L. rhamnosus* e *L. reuteri* sejam especialmente eficazes nisso.

2. Lubrificação

- Se o sexo se tornar realmente difícil por causa da secura vaginal, consulte seu médico, que pode receitar um estrogênio de uso tópico, como pessário, creme ou anel vaginal. Geralmente leva algumas semanas para fazer efeito, amaciando o delicado tecido vaginal, mas costuma ser eficaz.

- Se você prefere usar medicamentos de venda livre nas farmácias, sempre use um lubrificante específico para a vagina – agora não é hora de fazer experimentos com ingredientes da sua cozinha!

- Evite tudo que é muito sintético ou muito perfumado e que possa causar irritação, especialmente as variedades estimulantes.

- O pH também é importante. Se for alcalino demais, pode causar ITUs ou candidíase, por isso sempre verifique se o pH está entre 3,8 e 4,5. Lubrificantes oleosos geralmente não são adequados para uso com preservativos. A maioria de nós conhece o gel KY®, muitas vezes utilizado em exames internos, mas não é um lubrificante muito recomendado para a secura vaginal durante a menopausa. Verifique com seu médico outras marcas que sejam adequadas para o seu caso. E, claro: não fique tímida, pois essa também é uma ótima oportunidade para conversar sobre os sintomas com seu parceiro(a), que pode ficar agradavelmente surpreso(a) ao perceber que sua experiência sexual pode melhorar.

3. **Estrogênio**

- O estrogênio vaginal é um tratamento eficaz e é diferente da TRH. Cerca de 20% das mulheres afetadas precisam de TRH sistêmica além do estrogênio – e, de acordo com a dra. Louise Newson, especialista em menopausa, usar os dois juntos costuma ser bastante seguro.

Livre-se da coceira

Existem poucas coisas mais perturbadoras do que desenvolver sensibilidade ao redor da vagina, mas isso acontece com bastante frequência. Mudanças nessa área podem levar meses ou até anos para surgir e, à medida que a pele fica cada vez mais delicada, é mais provável que ela coce. Convenhamos: coçar o nariz é uma coisa, mas coçar a vagina é outra... Com certeza é uma situação desagradável, mas você pode tomar algumas medidas para diminuir essa coceira e o risco de desenvolvê-la.

Sempre use sabonetes suaves, sem perfume e com pH equilibrado para higienizar essa área, embora você perceba que só precisa mesmo de água. Produtos químicos sintéticos, inclusive sabão em pó, gel para banho e absorvente íntimo perfumado, podem acentuar o problema. Sempre use calcinhas de algodão ou fibras naturais e não muito apertadas (acabaram-se os dias do fio dental!) e o mesmo vale para meias-calças e roupas, especialmente jeans.

Se você perceber que a candidíase é um problema recorrente e a coceira piorou, tente eliminar o açúcar da dieta, pois ele pode desencadear um crescimento exagerado de fungos e contribuir para essa coceira íntima.

Flatulência

Este é outro sintoma incômodo da menopausa e que precisa ser abordado... Por causa das transformações nos nossos hormônios, podemos produzir mais gases no estômago – o que significa, portanto, que podemos soltá-los mais. Preocupar-se com isso não ajuda a apreciar o sexo com naturalidade, mas existem algumas soluções.

Esse processo dos gases em excesso começa durante a pré-menopausa, quando o equilíbrio de bactérias boas e ruins envolvidas no processo digestivo é perturbado pela oscilação nos níveis de estrogênio e progesterona. Quando as bactérias intestinais estão equilibradas, a digestão é saudável, mas quando os padrões são alterados, o estômago reage aumentando a produção de gases. Obviamente, a melhor solução é equilibrar os níveis de hormônios, mas há também outras maneiras práticas que ajudam a reduzir os gases estomacais.

SOLUÇÕES

- Coma porções menores de comida e com mais frequência (comer porções grandes com menos frequência pode reduzir a função digestiva).

- Mastigue a comida mais devagar. Isso vai reduzi-la a pedaços menores e permitir que as enzimas digestivas da saliva trabalhem de forma eficiente. Antes de engolir, mastigue cada bocado de vinte a trinta vezes.

- Muitos dos alimentos incríveis que recomendo para combater outros sintomas da menopausa – como feijão, lentilha, farinha de trigo integral, etc. – são

superamigos dos gases! Por isso, se ficar complicado, reduza o consumo desses alimentos para ver se faz alguma diferença.

- Para aumentar os níveis de bactérias intestinais benéficas, verifique com seu nutricionista o melhor probiótico para a sua saúde.

- Faça exercícios regularmente. Com o aumento do fluxo de sangue pelo corpo, o sistema digestivo é estimulado a trabalhar com maior eficiência. Problemas intestinais costumam afetar as mulheres mais sedentárias e, por isso, ser fisicamente ativa pode aliviar os sintomas.

Qualidade, não quantidade

Muitas mulheres se sentem sexualmente libertas depois da menopausa, pois não correm mais o risco de engravidar e consideram esse um momento empolgante para explorar o forte elo emocional que vem da intimidade sexual com seus parceiros.

Em seu livro *Sex after sixty*, a autora Marie de Hennezel defende que as mulheres têm um dom natural para a intimidade erótica, ajudando a criar um tipo de cumplicidade delicada com o parceiro. Quando os homens envelhecem, eles podem se tornar mais vulneráveis, com medo de perder sua virilidade.

Com isso em mente, considero bem animadores os resultados de um estudo norte-americano – e espero que essas descobertas sejam realidade para todas as minhas amigas. O estudo de

Avis *et al.* (2017) descobriu que, embora algumas mulheres e seus parceiros percebam uma libido mais fraca após a menopausa, eles relatam estar vivendo o melhor sexo que já tiveram na vida. Os entrevistados consideravam que, mesmo fazendo sexo com menos frequência, a satisfação sexual era maior na meia-idade. As mulheres diziam conhecer e entender melhor seu corpo e como ele funcionava durante o sexo, o que, consequentemente, as deixava mais à vontade e seguras em seus relacionamentos.

Dr. Anand Patel é um clínico geral especializado em problemas sexuais de homens e mulheres de todas as idades e é extremamente otimista em relação ao sexo na terceira idade. Sua pesquisa mostra que a maioria das mulheres de 50 a 59 anos é sexualmente ativa e um quinto de todas as *octogenárias* também apresentam algum tipo de vida sexual ativa. Dr. Patel também explica como o estrogênio pode ter um impacto significativo no toque sexual. Nossos parceiros talvez percebam que o que nos excitava antes da menopausa não é mais desejado. Por isso, é fundamental explorar essa nova fase do corpo.

Cansada demais para o sexo?

Algumas amigas adoram a melatonina para curar insônia e trazem estoques quando voltam dos Estados Unidos, onde podem comprá-la sem receita nas farmácias (e usando-a inclusive para se ajustar ao fuso horário). No Reino Unido, a melatonina só é disponível com receita médica para quem tem 55 anos ou mais. A melatonina é um hormônio sintetizado pela glândula pineal e tem um papel crucial na regulação dos nossos ritmos circadianos. Ela ativa receptores químicos no cérebro que estimulam o sono, e pesquisas incipientes revelam que ela pode ser útil inclusive para a memória de curto prazo. Ter uma noite de sono restaurador é fundamental para que nos sintamos felizes com nós mesmas e, obviamente, mais dispostas para o sexo.*

Fortaleça o assoalho pélvico

Quando damos adeus ao estrogênio, é hora de destacar que ele também tinha a função de manter nossa bexiga e uretra saudáveis. Nossos músculos do assoalho pélvico envolvem a bexiga e precisam de estrogênio para mantê-la firme e saudável. Quando os níveis do hormônio caem, o assoalho pélvico enfraquece (o que pode se intensificar se estivermos acima do peso) e isso pode permitir que bactérias entrem na bexiga mais livremente, resultando em infecções. Isso sem mencionar a variedade de problemas da bexiga que resultam de um assoalho pélvico fraco, como soltar um pouco de urina ao espirrar, tossir ou rir, incontinência de urgência e irritação da bexiga.

---

* Após decisão judicial, a Anvisa autorizou recentemente a importação da melatonina, que pode ser adquirida apenas em algumas farmácias de manipulação no Brasil e também sob prescrição médica. (N.E.)

A incontinência urinária de esforço (IUE) é o tipo mais comum de incontinência, mas sua incidência é difícil de mensurar, já que muitas mulheres nunca buscam ajuda. Pelo estudo de Kuh, Cardozo e Hardy (1999), especula-se que 50% das mulheres a partir dos 48 anos sofram de IUE. Por isso, quanto mais forte é o nosso assoalho pélvico, menos estamos propensas a ter esses vazamentos de urina – além de, é claro, aumentar a probabilidade de aproveitarmos uma vida sexual plena.

A série de exercícios criada para fortalecer o assoalho pélvico, ou exercícios Kegel, pode ser útil após o parto, para ajudar a evitar pequenos vazamentos, mas algumas de nós nunca quiseram tanto ter praticado esses exercícios do que quando chegamos na menopausa! Uma amiga que teve seus filhos por cesárea (portanto, sem ter de fazer força para empurrá-los no parto) não achava que precisasse exercitar seu assoalho pélvico, mas diz que agora usa freneticamente qualquer pausa no escritório para fazer os exercícios de contrair e relaxar.

O assoalho pélvico é uma camada de músculos que se estende da base da coluna (ou cóccix) até o osso frontal da virilha, formando uma plataforma entre as pernas. Ele serve de assoalho para nossa pelve e a base do abdome, sustentando o conteúdo da pelve: a bexiga, o útero e o reto. Também controla as aberturas dos seguintes órgãos que passam por ele: a uretra (tubo por onde a urina é eliminada), a vagina e o canal vaginal, e o ânus.

Os sinais de um assoalho pélvico enfraquecido incluem dor ou sensação de estiramento da vagina, sensação de algo descendo de dentro da vagina e tendência a vazar urina ao tossir, rir ou espirrar (IUE). Você pode sofrer de idas frequentes ao banheiro durante o dia ou à noite e incontinência de urgência quando sente que precisa ir ao banheiro, mas a urina sai antes de chegar lá.

O que pode enfraquecer o assoalho pélvico? A lista é extensa, então aqui vai: parto, falta de exercícios, menopausa, histerectomia, cirurgia na bexiga, fazer força ao defecar, excesso de peso.

Os exercícios para o assoalho pélvico ajudam a fortalecer os músculos para que eles voltem a sustentar os órgãos. Isso melhora o controle da bexiga e alivia ou elimina a perda involuntária de urina.

1. Feche e recolha os músculos ao redor do ânus, como se estivesse tentando segurar gases, mas não contraia os músculos das nádegas ao fazê-lo.

2. Agora feche e recolha os músculos ao redor da vagina e da uretra, como se estivesse tentando parar de urinar. Contraia pelo maior tempo possível, depois relaxe lentamente e solte.

3. Aumente aos poucos a duração de cada contração e faça quantas conseguir, até sentir que os músculos estão ficando cansados.

O ideal é procurar fazer diariamente os exercícios para o assoalho pélvico. Poucas contrações feitas de forma correta valem mais do que muitas contrações malfeitas. Você também pode testar seus músculos do assoalho pélvico durante o sexo, apertando com força e vendo por quanto tempo consegue segurar – e, com a prática, estendendo gradualmente a duração.

Por fim, sempre tente preparar os músculos do assoalho pélvico contraindo-os e mantendo a contração antes de tossir, rir, espirrar, levantar peso, ou qualquer outra atividade que possa causar a perda involuntária de urina. Seja paciente, pois são necessárias semanas de exercícios para superdimensionar seus músculos do assoalho pélvico; além disso, você precisa exercitá-los *sempre*, caso contrário os problemas voltam.

Dor pélvica

Considerando que nosso sistema reprodutor está efetivamente se aposentando, podemos ser perdoadas por achar que nossos dias de dores abdominais, pontadas e inchaços terminaram. Errado! A dor pélvica crônica pode incomodar a vida de algumas mulheres e é causada por inúmeros problemas ginecológicos, como tumores benignos ou malignos, adesões pélvicas ou cistite intersticial. A causa mais comum da dor pélvica entre mulheres na pós-menopausa são os miomas.

Miomas são tumores pélvicos benignos que tendem a crescer devagar, podendo levar meses ou até anos para causar algum problema. Embora muitos sejam assintomáticos e causem pouca ou nenhuma dor ou sangramento, alguns podem causar sangramento uterino anormal, dor pélvica, constipação, dor nas costas, pressão na bexiga e problemas de fertilidade. Eles são responsáveis por quase um terço das histerectomias realizadas a cada ano.

Os miomas contêm receptores de estrogênio e progesterona e reagem a qualquer tipo de estímulo hormonal, por isso podem crescer no caso de oscilação hormonal, como acontece na menopausa. Em alguns casos, os miomas podem encolher durante a menopausa, mas também causar ainda mais dor pélvica particularmente em quem faz TRH, pois às vezes os hormônios acabam estimulando seu crescimento.

EM RESUMO

- Concentre-se na qualidade do sexo, não na quantidade – estudos mostraram que, sim, NÓS PODEMOS curtir uma vida amorosa plena na velhice.

- Tome probióticos para a boa saúde do intestino e para combater a flatulência, pois o estômago agora pode produzir mais gases.

- Fortaleça o assoalho pélvico todos os dias! Isso vai lhe dar mais autoconfiança durante o sexo e ajudar a evitar pequenos vazamentos de urina.

CAPÍTULO SETE:
Emoções

Atravessar nosso quadro emocional durante a pré-menopausa e a menopausa pode se tornar uma tarefa muito difícil. De repente, as mudanças no nosso corpo nos levam a questionar quem somos, qual é o nosso papel e, afinal, para onde estamos indo e com quem. A autoconfiança que construímos entre os 20 e 30 anos parece abalada, e podemos começar a nos sentir muito ansiosas e preocupadas com assuntos aparentemente triviais.

É comum o sentimento de não nos sentir nós mesmas e passar muito tempo pensando em "como voltar a 'ser eu'". No entanto, como a maioria dos médicos nos diz, a menopausa é só mais uma etapa e, apesar de querermos lutar até o fim, talvez devêssemos reclamar menos dela. Por mais natural que seja essa fase, ainda não encontrei ninguém que diga que *sente* que ela é natural; ao contrário, geralmente a descrevem como se alguém de repente lhes tivesse puxado o tapete (uma amiga diz que parece que alguém jogou um tapete em cima dela mesmo!).

As mulheres bem-sucedidas que conheço, física e emocionalmente resilientes, se sentem roubadas de seu ímpeto e de sua determinação habituais, passando a duvidar de si mesmas e ficando inseguras. Outras se sentem paralisadas por alterações de humor que afetam toda a família, suportam ondas de calor que lhes tiram a vontade de socializar e acabam com uma libido destruída que não conseguem (e muitas vezes nem querem) reviver.

Os sintomas psicológicos ligados à menopausa, como a baixa autoestima, a ansiedade e a irritabilidade, são tão extenuantes quanto os sintomas físicos. Inextricavelmente relacionados, podem ter um efeito dominó não só sobre o corpo, mas sobre os relacionamentos em casa e no trabalho. A insônia, por exemplo, pode gerar uma mente anuviada no dia seguinte, além de uma sensação de irritabilidade e exaustão que te deixa suscetível a chorar ou perder a paciência com qualquer situação banal. Exausta, você pode desejar consumir mais sal, açúcar ou cafeína, sem contar aquela taça de vinho para levantar o ânimo, o que leva ao aumento de peso, inchaço e sensação desesperadora de que seu corpo está, de maneira geral, conspirando contra você.

Você também pode notar que se sente deprimida a maior parte do tempo – uma espécie de desoladora e eterna TPM –, e isso ajuda muitíssimo a perceber que esse é um sintoma bem comum na pré-menopausa e na menopausa, mas não é o mesmo que ter depressão clínica. Por outro lado, se você já recebeu um diagnóstico de depressão pós-parto no passado, saiba que os sintomas podem se agravar durante a menopausa, pois o corpo se torna mais sensível às alterações hormonais.

Alterações hormonais e antidepressivos

Até agora, você será perdoada por pensar que o estrogênio é o elixir da eterna juventude capaz de curar qualquer coisa – de fato, ele é bem poderoso! –, mas ele não pode curar a depressão clínica. O estudo de Carter (2001) com mulheres idosas e deprimidas mostrou uma grande melhora no grupo tratado com estrogênio e fluoxetina (um inibidor seletivo de recaptação da serotonina – SSRI), em comparação com o grupo tratado somente com estrogênio ou com placebo, indicando que o estrogênio pode potencializar o efeito do antidepressivo. Os antidepressivos são receitados erroneamente para muitas mulheres em razão de sintomas que, embora sejam similares aos da depressão, são comuns durante a menopausa, o que revela ainda mais a falta de esclarecimento entre os médicos. Uma medicação para distúrbios de humor não conseguirá resolver sintomas de alteração de humor causados por mudanças hormonais. Um relatório da NHS Digital, de junho de 2017, indicou um aumento de 108% nas prescrições de antidepressivos nos últimos dez anos, subindo para 64,7 milhões, e que médicos têm receitado esses medicamentos de forma muito imediatista, considerando que mais de um milhão de pacientes no Reino Unido os ingere sem necessidade. É interessante notar como essa linha do tempo coincide com a época em que várias mulheres de meia-idade foram orientadas a interromper a TRH por causa de estudos alarmistas divulgados sobre o câncer de mama.

Embora as pesquisas revelem algum sucesso no tratamento com antidepressivos diante de sintomas vasomotores (como as ondas de calor), é preciso trabalhar mais nessa área. Os efeitos colaterais comuns dos SSRIs incluem agitação, tremores ou ansiedade, tontura, insônia, dores de cabeça e baixa libido. Em alguns casos, a TRH pode melhorar sensações depressivas relacionadas à menopausa e outros sintomas psicológicos, como irritabilidade, baixa autoestima e ansiedade.

Por que a TCC funciona

Para quem prefere tratar os sintomas sem tomar medicamentos, um bom ponto de partida é a terapia cognitiva comportamental (TCC). A terapeuta Anna Albright explica por que se trata de uma alternativa eficaz durante essa fase tão estressante:

"Sofremos mudanças fisiológicas e psicológicas na menopausa, e a TCC lida com as mudanças emocionais que resultam dela. Vejo mulheres que, por exemplo, têm síndrome do ninho vazio ou perda de libido, e nisso existe um processo de luto que leva tempo até que elas se reconciliem com a mudança. Quando temos consciência dos problemas, podemos desenvolver uma reação saudável a eles.

"Todas nós nos valemos de alguma 'coisa', pode ser nossa inteligência, nossa personalidade, a beleza do nosso corpo ou rosto. Quando essa 'coisa' vai embora, precisamos aceitar o fato de que ela não vai voltar mais. Isso traz uma questão existencial maior: quem ou o que somos quando essa 'coisa' vai embora?

"Precisamos nos dar conta de que não existe nenhuma solução rápida. Não é uma perna fraturada e não podemos vê-la, nem tocá-la ou engessá-la. Temos um entendimento limitado dessa fase de nossas vidas e a adaptação desde a pré-menopausa, durante a menopausa e depois dela continua por muitos anos, à medida que toda a nossa química e função muda. Esse processo leva alguns anos para ser assimilado. A terapia cognitiva comportamental explora essas mudanças e trabalha com estratégias de gerenciamento, mostrando o caminho para passar por essas mudanças."

Seja otimista!

Então, quanto da nossa experiência na menopausa depende da nossa personalidade? Cientistas dizem que *nós podemos* fazer muito para nos ajudar, de acordo com a análise de estudos que concluiu que, se tivermos uma atitude positiva em relação à menopausa, realmente sofreremos menos. Pesquisadores descobriram que em dez de treze estudos as mulheres que tinham atitudes negativas em relação à menopausa também relatavam enfrentar mais problemas com seus sintomas.

Sensações de inadequação e autocrítica também parecem aumentar durante a menopausa. Em uma análise de mais de trinta estudos, Joan C. Chrisler, professora de psicologia da Faculdade de Connecticut, e Varda Muhlbauer, da Escola Acadêmica de Netanya, em Israel, notaram uma ligação peculiar entre a negatividade e a aparência. Quando era solicitado que as mulheres avaliassem como se sentiam em relação aos seus corpos, as mulheres na menopausa tendiam a se avaliar negativamente, mas quando eram feitas perguntas gerais sobre suas vidas, essas mesmas mulheres relatavam um alto índice de satisfação. Assim, a máxima "a vida é boa, mas o que aconteceu com meu corpo e meu cérebro?" parece ser um consenso.

Sei que estudos como este tendem a nos colocar no mesmo grupo, mas cada uma de nós experimentará a menopausa de uma forma diferente, por isso, é muito importante não se comparar. Devemos apoiar umas às outras para encontrar uma forma de enfrentar essa etapa.

Encarando o medo e a raiva

Pode parecer desafiador buscar ajuda profissional para a menopausa acompanhada do seu parceiro, mas os terapeutas sexuais da Relate, o maior centro de apoio a relacionamentos do Reino Unido, têm experiência em ajudar casais a entenderem a menopausa como um marco natural e normal na vida de toda mulher. Nessa fase, eles citam o medo e a raiva como duas das emoções principais que podem ser sentidas por ambos.

Outros fatores que podem aumentar o estresse incluem a sensação de "ninho vazio", problemas de saúde e ter de cuidar de pais idosos. A Relate aconselha redimensionar o relacionamento: quando os níveis de energia e as motivações mudam, os casais podem precisar discutir seus papéis no lar e quem deve fazer o que, especialmente se a depressão se tornar um problema.

A Relate sempre recomenda ouvir as preocupações, os medos e as frustrações e apoiar nossos parceiros. Além disso, que também sejamos pacientes com eles e com nós mesmas diante de alterações de humor ou problemas com esquecimento. Sabemos que os exercícios físicos podem ajudar a reduzir alguns sintomas da menopausa, mas a Relate enfatiza que devemos enfrentar as mudanças juntos. Ir à academia *juntos*, nadar ou caminhar *juntos*, é algo que vale muito a pena tentar. O verdadeiro foco aqui é em todas as preocupações e mudanças – e que não é só a mulher que está mudando nessa fase da vida.

A menopausa masculina

Esse é provavelmente um bom momento para mencionar os homens e se a fase da vida pela qual eles estão passando os afeta ou não. A menopausa masculina também é chamada de "andropausa", que é quando os homens sentem uma queda em seus níveis de testosterona. Isso pode causar muitos sintomas, incluindo depressão ou baixa autoestima, perda de autoconfiança, queda de cabelo, insônia, redução da massa muscular, aumento da "gordura da meia-idade" (abdominal) e disfunção erétil.

Aqui, as opções para eles são parecidas com as nossas em muitos aspectos. Eles devem sempre relatar os sintomas para o médico (embora relativamente poucos façam isso), que pode receitar psicoterapia, terapia de reposição hormonal (na forma de testosterona) ou antidepressivos. Não é à toa que, quando duas pessoas que se relacionam atravessam uma fase tão parecida, o relacionamento sofra as consequências.

Sinta-se melhor no trabalho

Cuidar-se em casa é muito bom, mas a maioria das mulheres precisa trabalhar durante a fase da menopausa. Em 2016, a Faculdade de Medicina Ocupacional do Reino Unido finalmente apresentou novas diretrizes práticas para ajudar a apoiar mulheres na abordagem dos aspectos ocupacionais e os sintomas da menopausa.

Essas diretrizes são baseadas nas que foram produzidas pela Sociedade Europeia de Menopausa e Andropausa (EMAS), e incluem treinamento no local de trabalho para conscientizar sobre os potenciais efeitos da menopausa, adaptar o ambiente de trabalho conforme o necessário (por exemplo, mudando a temperatura de escritórios e disponibilizando ventiladores), permitir que algumas mulheres optem por horários flexíveis e, talvez o mais importante, criar oportunidades para facilitar a discussão sobre sintomas que estejam impactando a capacidade laboral.

As diretrizes também dão orientações claras para as próprias mulheres, que incluem incentivar discussões com superiores e comissões de segurança do trabalho sobre necessidades práticas e conversar com colegas. Além disso, recomendam que as mulheres não sofram em silêncio e busquem informações com seus médicos em relação aos tratamentos disponíveis mais adequados.

Perda de cabelo e autoestima

Gostaria de falar sobre o cabelo (veja também o capítulo sobre beleza) pois ele envolve um forte aspecto emocional para muitas mulheres que atravessam a menopausa. Nosso relacionamento com o cabelo é complexo e primordial. Uma abundância de cachos saudáveis e sedosos é um maravilhoso reflexo da juventude e da fertilidade, ao passo que a menopausa e o cabelo ralo são muitas vezes associados à perda da feminilidade e da sexualidade, o que até certo ponto é verdade, infelizmente.

Lembre-se de que, embora pareça que você está perdendo muito da sua "aura de glória", a calvície feminina é rara, sendo considerado normal perder cerca de 100 fios de cabelo por dia, em qualquer idade. A alopecia androgenética pode fazer o cabelo escassear no alto da cabeça e nas têmporas, onde a perda de estrogênio torna os andrógenos (hormônios masculinos) mais dominantes. Já os pelos faciais nos dão um belo motivo para adquirir um espelho de aumento!

O desgosto causado por cabelos ralos e quase ausentes à vista de todos pode contribuir para a queda de cabelo, assim como a deficiência de alguns nutrientes (o ferro, por exemplo). Como o cabelo é feito principalmente de proteína, precisamos consumi-la em abundância, além de garantir todas as vitaminas do complexo B e a biotina (encontrada na gema do ovo, na lentilha, no arroz integral, na soja e nas sementes de girassol). Se a queda de cabelo estiver afetando seriamente sua vida social, sua autoestima e suas mudanças de comportamento, é hora de falar com seu médico sobre um encaminhamento ao tricologista, a fim de buscar opções de tratamento.

Não deixe que a perda de memória acabe com a sua autoconfiança

Não estou sozinha quando digo que a autoconfiança pode ser realmente impactada se você sente sua mente confusa e sua memória parece falhar de forma preocupante. Por que a perda de memória é uma grande questão na menopausa? Mais uma vez, o estrogênio regula os níveis do hormônio cortisol, que, por sua vez, afeta as substâncias químicas do cérebro; por isso, quando os níveis de estrogênio caem, o controle que ele exerce sobre o cortisol pode se tornar irregular, resultando em lapsos da memória de curto prazo.

É comum não se sentir (ou não querer estar) tão disposta como antes, ser dominada por uma sensação de desânimo, em que a capacidade de se concentrar ou de ser multitarefas também se esvai.

Você pode acabar se perguntando: Estou ficando mais preguiçosa? É assim que vai ser a velhice? Será que estou com demência senil precoce? É reconfortante lembrar, entretanto, que esses sintomas são bem comuns e são muitos os relatos de situações ridiculamente simples, como colocar o detergente da lava-louça na máquina de lavar roupa, tentar cancelar um cartão de banco já cancelado no dia anterior, ou esquecer onde estacionamos o carro vinte minutos antes (quando, na verdade, saímos a pé).

Embora saibamos que as quedas nos níveis hormonais podem contribuir para esses sintomas, é importante reconhecer e nos dar crédito por enfrentarmos essas mudanças sísmicas em uma fase que, para muitas, é incrivelmente frenética: com responsabilidades no trabalho, criando filhos e talvez até fazendo voluntariado e projetos comunitários. Não se critique demais e continue conversando com sua família e amigos.

Planeje o momento perfeito para comer

Faz todo sentido que devemos tomar um bom café da manhã para manter a glicemia equilibrada e comer proteína para não cair naquele desânimo depois de comer carboidratos simples, como torradas ou doces. Ovos fervidos ou *poché* com abacate, iogurte e/ou kefir são os meus alimentos proteicos favoritos. Acredita-se que os carboidratos aumentem o teor de serotonina no cérebro, tendo um efeito calmante, mas escolha alimentos com carboidratos complexos e com grãos integrais, como quinoa, pães e cereais integrais.

A dra. Nerina Ramlakhan, especialista em sono e autora de *Fast asleep, wide awake*, explica que os distúrbios do sono não são criados no momento em que encostamos a cabeça no travesseiro, mas tudo o que fazemos durante o dia, cada escolha que fazemos, pode ter um impacto sobre como dormimos à noite. Um dos itens obrigatórios, segundo ela, é tomar o café da manhã de 30 a 45 minutos depois de se levantar, pois isso estabiliza a glicemia e não precisamos recorrer aos hormônios do estresse para nos manter ativas. Assim, começaremos a produzir mais melatonina, o hormônio do sono, e conseguiremos dormir melhor.

Opte por horários regulares para as refeições e planeje cardápios com frutas e hortaliças frescas, em pequenas quantidades. A desidratação muitas vezes é negligenciada, então procure se manter hidratada, tomando bastante água o dia todo. O chá e o café podem nos dar uma sensação momentânea de disposição, mas depois nos deixam agitadas e roubam a energia do corpo. Suas propriedades diuréticas também podem tirar do corpo minerais muito necessários, como o cálcio. Limite-se a uma ou duas xícaras pela manhã, no máximo.

Outro motivo para não abusar dos carboidratos refinados é revelado em um estudo do departamento de Psiquiatria da Universidade de Columbia, que concluiu que uma dieta rica em alimentos de alto índice glicêmico, como pão branco, biscoitos e cereais industrializados e arroz branco, pode levar a um risco maior de depressão inicial em mulheres pós-menopausais. Portanto, limite-se a uma dieta de baixo índice glicêmico (com as receitas deste livro).

Melhore o seu humor com a serotonina, o neurotransmissor da felicidade

A serotonina é encontrada nas plaquetas e no soro do sangue. É um neurotransmissor que pode afetar o apetite, o humor, a digestão, o sono, a memória e a libido. Só recentemente foi descoberto que 90% da nossa serotonina reside no intestino e é produzida quando comemos alimentos ricos em proteína que contêm o aminoácido triptofano. Espinafre e agrião são ricos em triptofano – bem mais do que peru, pato, codorna ou porco –, embora a melhor fonte de todas seja a spirulina, uma alga verde-azulada que pode ser adicionada em sucos e vitaminas. No cérebro, o triptofano é convertido em uma substância chamada 5-HTP e pode ajudar a aliviar o desânimo.

NOZES

As oleaginosas são excelentes fontes de proteína e gorduras saudáveis, e as nozes, em particular, também podem melhorar a memória. Um estudo da Universidade da Califórnia de Los Angeles (UCLA), de 2015, relacionou o consumo mais alto de nozes com uma melhora em resultados de testes cognitivos. As nozes são ricas em um tipo de ácido graxo ômega 3 chamado ácido alfalinolênico (ALA), que ajuda a diminuir a pressão sanguínea e protege as artérias.

Ioga: como não gostar?

A ginecologista norte-americana Sara Gottfried, autora do *The hormone cure* e *The hormone reset diet*, é uma fonte de inspiração na menopausa e ensina como equilibrar naturalmente os hormônios. Ela também é professora qualificada de ioga.

Gottfried diz que a ioga não só diminui o cortisol e a adrenalina (os principais hormônios do estresse), mas também que a prática pode reduzir a gordura abdominal. Segundo ela, temos quatro vezes mais receptores de cortisol na nossa gordura abdominal do que em qualquer outro lugar do corpo. A ginecologista ainda explica que, depois de três meses, a prática pode aumentar o nível de melatonina, ajudando com o sono restaurador e também corrigindo os hormônios da tireoide, prolactina, luteinizante e folículo-estimulante. Em quanto tempo você consegue notar alguma diferença? Se praticada cinco vezes por semana, de trinta minutos a uma hora por dia, dentro de três a seis meses já é possível se perceber mais magra e tranquila. Se não encontrar cursos regulares próximos, muitos aplicativos e tutoriais na internet já são disponibilizados para esse propósito. Vale a pena tentar!

Oh, ocitocina!

De todos os hormônios que aumentam durante a maternidade, a ocitocina – também conhecida como o "hormônio do amor" – é o mais potente. Ele é um neurotransmissor estimulado durante o sexo, o parto e a amamentação, e ajuda a criar sentimentos de empatia e generosidade. Que pena, então, que esse "hormônio sentimental" também diminua com a menopausa. Se observarmos, no entanto, que não precisamos mais nos reproduzir e nem amamentar, essa mudança faz sentido.

Talvez seja por isso que durante os anos da menopausa algumas mulheres decidem dar uma direção completamente diferente para suas vidas e acionam o botão "agora é a minha vez" – estima-se que 66% dos divórcios entre as idades de 40 e 69 anos são requeridos por mulheres. Em seu livro *The female brain*, a neuropsiquiatra Louann Brizendine explica que, na menopausa, estamos menos inclinadas a dar tanta atenção às necessidades dos outros e passamos a entrar em maior sintonia com nossos próprios desejos.

Novos estudos têm relacionado a bactéria benéfica *L. reuteri* com o aumento da produção de ocitocina.

Faça-me uma massagem

Mas será que podemos recriar esse hormônio do amor? Um pequeno estudo da UCLA mostrou que a massagem aumenta a liberação de ocitocina, concluindo que, embora ainda não seja totalmente compreendido como, a interação social e o toque têm um impacto nos hormônios do estresse e na morbidade.

Um estudo publicado pelo *Journal of Physical Therapy Science*, em 2013, mediu o efeito de uma massagem no couro cabeludo na terapia do estresse. Foram selecionadas 34 funcionárias de um escritório e elas receberam massagem no couro cabeludo duas vezes por semana, durante dez semanas. Seus níveis de hormônios do estresse, pressão arterial e ritmo cardíaco eram de mulheres saudáveis, e foram registradas diferenças significativas na norepinefrina, no cortisol e na pressão sanguínea. Com isso, os pesquisadores concluíram que a massagem no couro cabeludo pode ser usada positivamente para controlar o estresse.

Se você nunca fez massagem em alguém, pode achar constrangedor fazer em seu parceiro, mas talvez o segredo seja começar fazendo em você mesma, na sua cabeça e nos seus pés. Se quiser praticar com algo mais formal do que intuitivo, há diversos tutoriais em vídeos na internet.

Finalmente, desejo a todas nós a elegância serena da atriz de Hollywood Angelina Jolie, ao escrever no *The New York Times* sua experiência de menopausa no auge de seus meros 39 anos, após a decisão de fazer uma mastectomia dupla e a remoção de seus ovários e trompas em razão de um histórico familiar de genes BRCA1 e de ter perdido sua mãe para o câncer:

"Agora estou na menopausa. Não poderei mais ter filhos e espero algumas mudanças físicas, mas me sinto em paz com o que vier, não porque sou forte, mas porque isso faz parte da vida. Não deve ser temido."

EM RESUMO

- Considere de que forma a terapia cognitiva comportamental pode te ajudar a lidar com a menopausa.

- A ciência demonstrou que uma atitude positiva pode fazer toda a diferença na nossa experiência de menopausa.

- O toque e a massagem podem ter efeitos incríveis para reduzir os níveis de estresse e a pressão sanguínea.

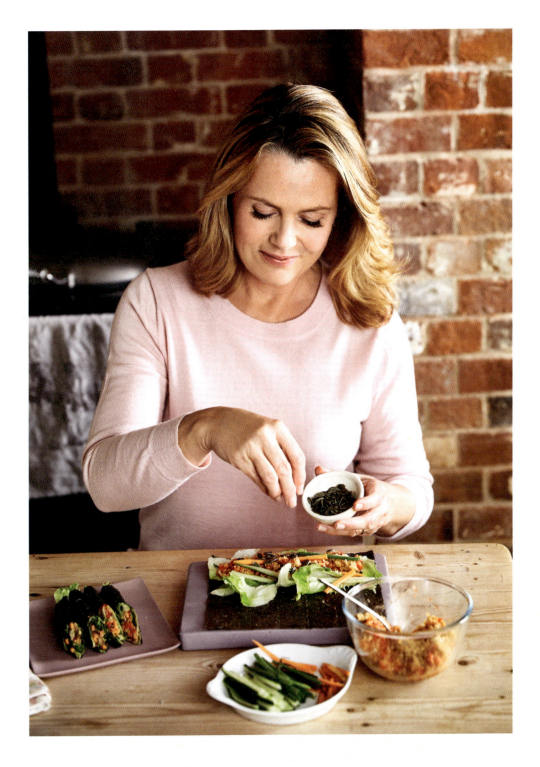

Capítulo Sete: Emoções   95

CAPÍTULO OITO:
Conclusões

Se tem uma coisa que quero que fique com você após a leitura deste livro, além do maior entendimento e consciência sobre essa fase tão transformadora em nossas vidas, é que você seja muito mais gentil consigo mesma.

Hoje vivemos mais do que qualquer outra geração anterior e geralmente com uma saúde melhor também, ainda que nossas vidas tenham ficado incrivelmente complicadas em decorrência disso. Podemos estar trabalhando ao mesmo tempo em que cuidamos de uma família e/ou de pais idosos, talvez divorciadas ou em um segundo ou terceiro casamento, com enteados. Deparar-se, então (e não no momento que escolhemos), com as intensas mudanças físicas e psicológicas que nos invadem na menopausa é um desafio que derrubaria qualquer super-heroína.

Precisamos nos dar muito mais crédito simplesmente por conseguirmos manter tudo sob controle e, quando não conseguimos, levantar a mão e pedir ajuda. Se o estigma dos problemas de saúde mental pôde ser superado e eles ganharam destaque na mídia, com o governo e com o público, a menopausa também deveria!

No entanto, isso só vai acontecer se nos apoiarmos e nos cuidarmos mutuamente. Precisamos falar mais e compartilhar nossas experiências, alternativas e dúvidas. Uma das minhas amigas diz que sentiu que a menopausa foi como o parto: ninguém diz de verdade como é complicada e ela se arrepende de não ter pedido conselhos e ajuda para sua mãe e suas amigas.

Ao encararmos a menopausa, não podemos julgar umas às outras pelas escolhas que fazemos para enfrentar o futuro com mais confiança. Importa mesmo se decidirmos fazer um lifting facial completo, se é o que vai nos fazer se sentir melhor? Ou talvez que é o momento ideal para fazer uma lipoaspiração, reduzir ou aumentar o tamanho dos seios? Em uma fase em que estamos sentindo nossos corpos "desmoronando", ou no mínimo conspirando contra nós, é de se espantar que queiramos ter a melhor aparência possível? Nem é que a gente queira parecer *diferente* ou mais jovem, mas só que queremos continuar sendo nós mesmas.

A menopausa não é apenas uma questão de família – é uma questão nacional (e global também). Acredito que a sociedade está começando a acordar para o fato de que, se cuidarmos de verdade da nossa população feminina mais madura, nossa vida familiar não só vai continuar a prosperar, como teremos também uma força de trabalho feminina saudável mesmo com mais idade, o que, a longo prazo, pode ajudar a reduzir o fardo do sistema público de saúde.

Um exemplo interessante de como o local de trabalho pode se adaptar vem da dra. Louise Newson, clínica geral e especialista médica em menopausa. Ela oferece workshops para policiais mais maduras em vários países, conscientizando e formulando estratégias sobre como a menopausa pode afetá-las.

Interessante, não é? Suas descobertas mostram que 81% das mulheres relataram que a menopausa estava afetando sua habilidade no trabalho, e 10% chegaram a parar de trabalhar por causa dos sintomas. Muitas organizações já oferecem estratégias de saúde e bem-estar no local de trabalho para prevenir doenças dos funcionários, melhorar a autoestima e aumentar o desempenho, por isso faria muito sentido incluir treinamentos não só sobre gravidez, saúde mental e necessidades especiais, mas também sobre a menopausa.

Ainda não temos, no entanto, uma força motivadora no sistema público de saúde de médicos com treinamento adequado, ou que se sintam seguros para tratar pacientes com sintomas da menopausa. Isso significa que qualquer mulher que aparecer no consultório com sintomas da menopausa semelhantes à ansiedade e depressão, que são problemas comuns tratados por eles, podem receber antidepressivos logo na primeira consulta – o que pode ajudar algumas mulheres, mas não resolver diretamente o problema físico da menopausa. *

Em Londres, já existem clínicas públicas especializadas em menopausa nos hospitais Queen Charlotte's e Chelsea, que fazem parte do Imperial College NHS Healthcare Trust, e oferecem cuidados para mulheres com problemas ginecológicos, médicos e de terapia hormonal, rotineiros e complexos, relacionados à menopausa. Existem outras clínicas públicas similares por todo o país, mas as listas de espera ainda são longas.

O sistema público de saúde divulgou em junho de 2017 novos números sobre a obesidade que realmente me fazem temer pela saúde das futuras gerações. Quatro em cada dez jovens adultos na Inglaterra estão acima do peso ou obesos – isso totaliza 3 milhões, ou 39% dos jovens de 16 a 20 anos que estão colocando sua saúde em risco, um milhão a mais do que vinte anos atrás. Eles correm o risco de morrer mais jovens do que nós, apesar dos contínuos avanços da medicina.

Me preocupo com as jovens acima do peso. Elas não só estão mais propensas a ter problemas de fertilidade, na gravidez e no parto, mas, quando se trata da menopausa, a menos que tenham um IMC normal, elas provavelmente enfrentarão mais problemas de saúde como diabetes, câncer e doenças cardíacas, sem contar o esforço de carregar peso extra. Quando 23% dessas jovens têm uma cintura de 85 cm ou mais, é porque realmente estamos falhando muito com as nossas crianças.

Por isso, precisamos tomar uma atitude positiva e falar mais com nossas filhas, encorajando-as a seguir um caminho mais saudável – em nome da sua saúde e felicidade a longo prazo. Por último, mas não menos importante, precisamos exercer nossa sororidade e compartilhar nossos altos e baixos.

Há uma lista de serviços ao final deste livro, então junte-se a nós, avise suas amigas e vamos começar um movimento pró-menopausa – com certeza somos um número suficiente para isso!

---

* A Associação Brasileira de Climatério (Sobrac), filiada da International Menopause Society (IMS), é uma associação formada por especialistas da área, como médicos ginecologistas, professores e pesquisadores, e busca promover uma assistência multidisciplinar às mulheres no climatério. Além das inúmeras publicações sobre o assunto, a instituição promove eventos entre profissionais da saúde, aperfeiçoando estudos, interagindo com outras áreas médicas e avançando nas pesquisas e nas opções de tratamento.

PARTE DOIS: RECEITAS

Alimentação para o bem-estar

O alimento tem o incrível poder de ajudar e curar nosso corpo em suas mudanças, especialmente após a juventude, quando dependemos de níveis maiores de nutrição para nosso sustento ao envelhecer. As receitas a seguir incluem uma variedade de ingredientes especialmente úteis para criar refeições não só deliciosamente saborosas como também supernutritivas. Todas são próprias para o bem-estar na meia-idade, mas também podem ser apreciadas por qualquer um, em qualquer fase da vida.

Meus ingredientes especiais incluem os fitoestrógenos, que fornecem substâncias semelhantes ao estrogênio e ocorrem naturalmente no reino vegetal. Além de ajudarem em muitos sintomas da menopausa, eles também são bem saborosos. Os fitoestrógenos estão presentes na semente de linhaça (também uma ótima fonte vegetariana de ácidos graxos essenciais ômega 3, vitais para a saúde da pele e do cérebro) e na soja. Gosto de usar a soja como uma leguminosa rica em proteínas (experimente misturá-la com ervilha como acompanhamento), pois ela tem um forte gosto umami que saboriza outros alimentos no prato, além de fornecer muito ferro, que é fonte de energia (especialmente se for soja fermentada).

Também compartilhei alguns dos meus segredos culinários, como usar canela para evitar o desejo por açúcar e equilibrar aquela típica queda de energia no meio da tarde. Utilizo farinha de espelta por ser um grão mais nutritivo e de fácil digestão; a cúrcuma, por suas propriedades anti-inflamatórias, e o alho, por suas propriedades antibacterianas e salutares de maneira geral. Acrescentei porções extras de probióticos, que estimulam a proliferação de bactérias benéficas no intestino e estão presentes no iogurte natural fresco (também excelente para os ossos, por ser rico em cálcio).

A seção das receitas começa com alguns pratos ótimos para o café da manhã, para nos ajudar a enfrentar o dia, além de petiscos incríveis para o *brunch* de final de semana, a serem compartilhados com familiares e amigos. Você também encontrará algumas ideias interessantes para o almoço e o jantar, com várias opções vegetarianas (inclusive alguns dos meus pratos veganos favoritos) e tudo pode ser facilmente adaptado para não conter carnes, se assim preferir. Comer pouco e com frequência pode ajudar a recarregar os baixos níveis de energia, por isso acrescentei algumas opções perfeitas de lanchinhos. Tudo foi pensado para ter um índice glicêmico (IG) relativamente baixo e, assim, ajudar a manter o equilíbrio de energia durante o dia. E claro que, para aqueles momentos especiais, incluí algumas sobremesas e guloseimas livres de açúcares refinados. Espero que goste!

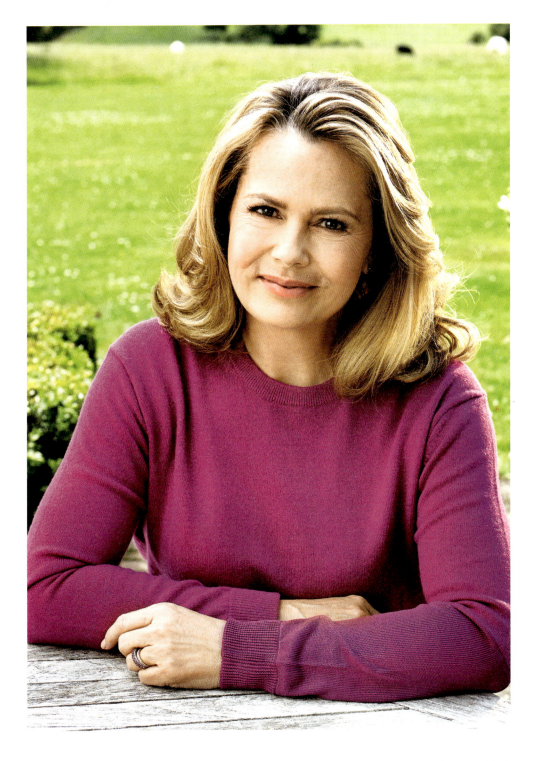

CAFÉ DA MANHÃ

Panquecas com frutas vermelhas

Minha versão saudável das panquecas norte-americanas faz muito sucesso nos *brunches* de final de semana, ou como um "pecadinho" na sobremesa. Tente usar a farinha de espelta, que é uma boa fonte de fibra, magnésio e ferro e um pouco mais fácil de digerir do que o trigo comum. As frutas vermelhas são uma doce fonte de antioxidantes e a pitada de canela pode ajudar a controlar o desejo por açúcar.

(V) RENDE 2 PORÇÕES   329 calorias

80 g de farinha de espelta
½ colher de chá de fermento químico em pó
1 colher de chá de canela em pó e mais um pouco
   para polvilhar
1 ovo médio

75 g de iogurte fresco natural e mais um pouco
   para servir
4-5 colheres de sopa de leite
150 g de frutas vermelhas (recém-descongeladas,
   caso utilize congeladas)
15 g de manteiga
Um pouco de mel

- Peneire a farinha em uma tigela, junto com o fermento químico em pó e a canela. Faça um buraco no meio e acrescente o ovo, o iogurte e o leite. Acrescente as frutas vermelhas e misture delicadamente. Reserve por 10 minutos.

- Aqueça a manteiga em uma frigideira grande e, para cada panqueca, utilize quatro colheradas da mistura – até finalizar a massa. Cozinhe em fogo brando a médio por 2-3 minutos, até que a parte de baixo desgrude. Vire cada panqueca e cozinhe o outro lado até que o meio também fique cozido.

- Sirva cada panqueca com uma porção de iogurte, um pouco de mel e uma pitada de canela por cima.

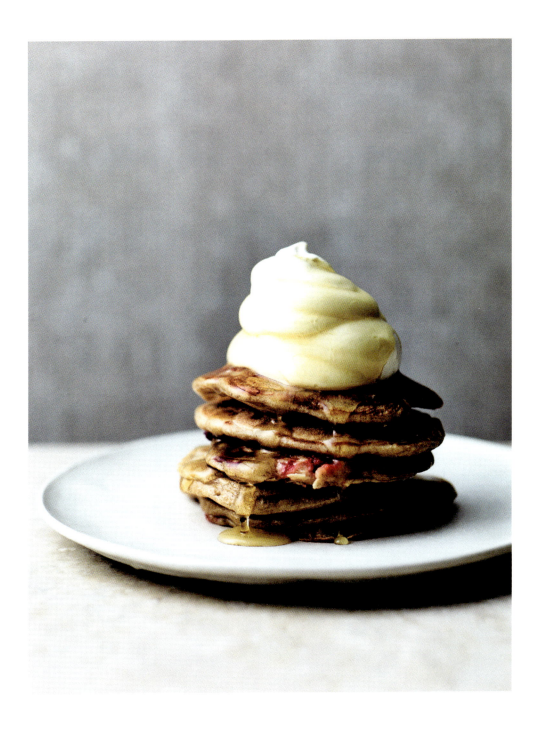

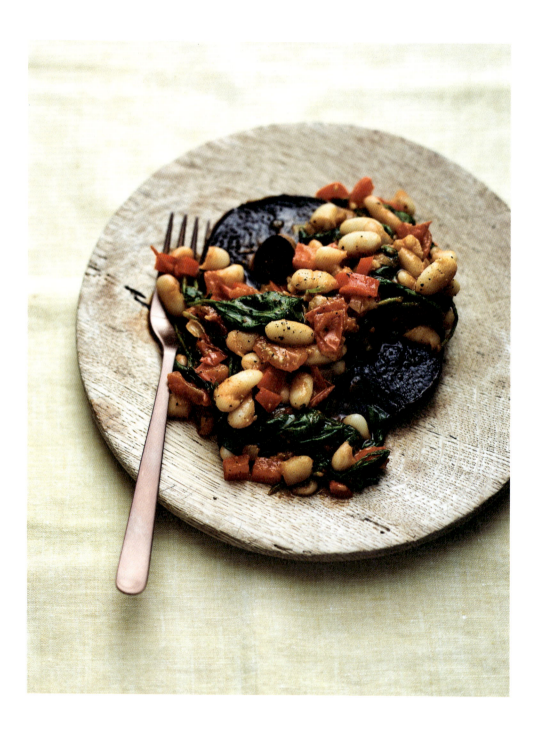

Cogumelos grelhados com feijão

Este prato faz sucesso em um *brunch* de final de semana – e o cheirinho ao prepará-lo fica incrível! Deixo os cogumelos "descansarem" na janela por uma hora, pois isso aumenta significativamente seu teor de vitamina D. O feijão-branco (cannellini) cozido pode ser encontrado enlatado e é uma ótima fonte de proteína e fibra, mas nesta receita ele não tem adição de açúcar ou conservantes. Para acelerar o metabolismo e controlar o desejo por açúcar, acrescente pimenta-caiena ou canela.

  RENDE 2 PORÇÕES 163 calorias

2 colheres de chá de azeite de oliva
2 colheres de sopa de cebolinhas picadas finamente
10 tomates-cereja cortados em 4
½ pimentão vermelho, sem sementes e picado
Uma boa pitada de canela em pó (ou mais, a gosto)
Uma boa pitada de pimenta-caiena (ou mais, a gosto)

Sal marinho e pimenta-do-reino preta moída na hora
½ lata de 400 g de feijão-branco drenado
1 colher de sopa de extrato de tomate
4 cogumelos Portobello grandes
1 colher de chá de tomilho fresco ou seco
100 g de folhas de espinafre baby

- Preaqueça o forno.
- Aqueça metade do azeite em uma frigideira e refogue a cebolinha, os tomates e o pimentão vermelho por 5 minutos até ficarem macios, agitando a frigideira de vez em quando.
- Acrescente a canela e a pimenta-caiena e tempere bem. Cozinhe por 1 minuto. Adicione o feijão, o extrato de tomate e 75 ml de água. Cubra e mexa em fogo brando por 5 minutos.
- Coloque os cogumelos em uma assadeira com as hastes para cima. Separadamente, misture o restante do azeite e o tomilho e mexa bem. Pincele essa mistura sobre os cogumelos e coloque para assar no forno por 5 minutos. Em seguida, desligue o forno.
- Acrescente as folhas de espinafre na frigideira com o feijão e cozinhe até começarem a murchar.
- Divida os cogumelos em dois pratos, cubra cada um com a mesma quantidade de feijão e sirva.

DICA DA LIZ

Se preferir, você pode substituir o feijão-branco pelo feijão-vermelho.

Ovos assados

O ovo é um dos alimentos mais ricos em nutrientes e, se quiser uma alternativa aos ovos *poché* ou cozidos, experimente este prato. Além de ser rico em vitamina D, riboflavina, vitamina B12 e ferro, o ovo é rico em proteínas. Deixe os cogumelos descansarem na janela por uma hora, para aumentar a vitamina D na pele deles. Tomates cozidos fornecem mais licopeno do que crus, bem como vitamina C, tornando este prato um café da manhã ou um almoço bem leve, porém bastante poderoso.

  RENDE 2 PORÇÕES 248 calorias

4 cogumelos Portobello grandes
2 tomates italianos cortados na metade
1 colher de sopa de azeite de oliva

1 colher de chá de folhas frescas de tomilho
Sal marinho e pimenta-do-reino preta moída na hora
4 ovos médios

- Preaqueça o forno a 190 °C.
- Disponha os cogumelos e os tomates em uma assadeira, deixando espaço para quebrar os ovos. Você pode cortar os talos dos cogumelos, se preferir, e também jogá-los na assadeira. Misture o azeite e o tomilho e salpique por cima de tudo. Tempere bem.
- Asse no forno por 10 minutos.
- Quebre cuidadosamente os ovos na assadeira e asse por 6-8 minutos, até que cozinhem. Sirva.

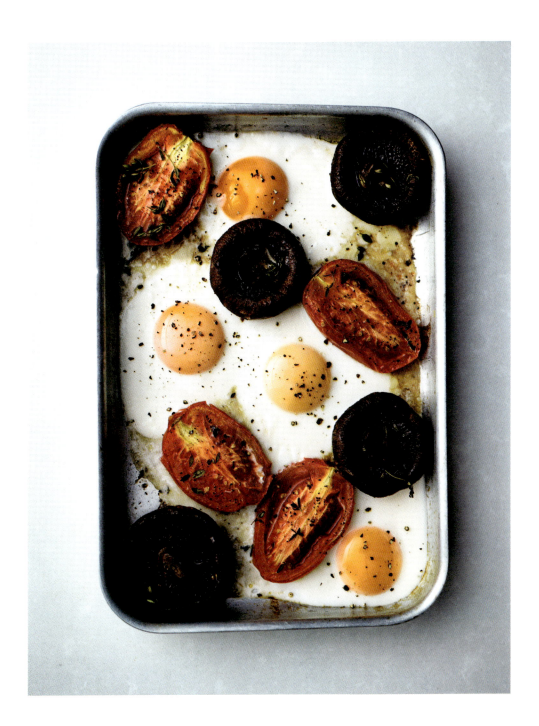

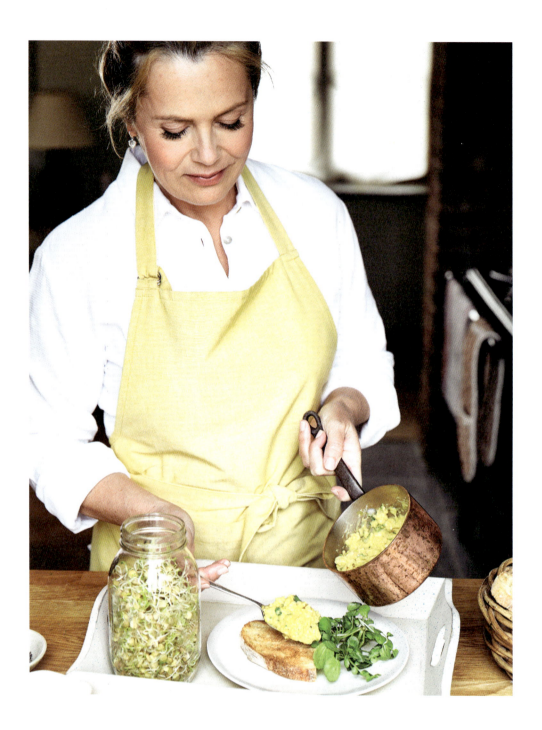

Ovos mexidos com brotos de lentilha e agrião

Para uma versão deliciosa de ovos mexidos – que são repletos de proteína, cromo e ferro –, acrescente brotos de lentilha, que são uma excelente fonte de vitaminas B e C. O agrião acrescenta um sabor delicioso mais intenso, além de ser fonte de ferro e sulforafano, um potencial anticancerígeno. Tudo isso cria um almoço ideal e até mais leve – se optar por não usar o pão de fermentação natural.

V RENDE 2 PORÇÕES   364 calorias

75 g de brotos de lentilha ou de alfafa
40 g de agrião picado
Sal marinho e pimenta-do-reino preta moída na hora
Um gomo de limão-siciliano (ou taiti)

Uma bolinha de manteiga
4 ovos médios
2 fatias de pão de fermentação natural ou
   pão de sementes (página 207)

- Coloque os brotos de lentilha ou de alfafa em uma tigela e acrescente metade do agrião. Tempere bem e esprema o limão por cima, mexa tudo e depois divida entre dois pratos.

- Derreta a manteiga em uma frigideira em fogo médio, acrescente os ovos e mexa. Continue mexendo em fogo brando a médio até começarem a ficar cozidos, mas ainda um pouco amolecidos. Adicione o restante do agrião, mexa de novo e cozinhe até ficarem cremosos ou mais consistentes, conforme preferir.

- Enquanto os ovos cozinham, torre o pão, se quiser. Coloque uma fatia em cada prato, cubra com os ovos mexidos e sirva.

DICA DA LIZ

Se você quiser fazer seus próprios brotos de lentilha ou alfafa, aqui vai a receita:

Coloque 100 g de lentilhas em uma tigela e lave-as em água corrente, tirando todas as impurezas – às vezes podem conter algumas pedrinhas. Lave bem. Transfira as lentilhas para um pote grande e encha com 300-400 ml de água fria (o pote deve ficar ¾ cheio). Então, cubra com um pano fino de algodão e prenda com um elástico, ou uma cordinha amarrada na boca do pote. Deixe de molho de um dia para o outro. No dia seguinte, escoe a água e deite o pote na horizontal na pia, para tirar ainda mais o líquido. Deixe de um dia para o outro novamente. No dia seguinte, enxágue de novo e repita o processo de duas a três vezes ao dia, até as lentilhas começarem a brotar, o que deve acontecer em aproximadamente 3 dias.

Abacate, feijão e pasta de ricota no pão de fermentação natural

Este meu favorito do café da manhã é bem simples de fazer e, como o pão de fermentação natural é de fácil digestão, não te deixará sonolenta. O abacate é cheio de gorduras boas, magnésio e vitaminas do complexo B; a ricota fornece proteína e o feijão contribui com fibras, ajudando a manter a saciedade por mais tempo. Além de acrescentar aquele tempero tão necessário, a pimenta-caiena acelera o metabolismo, e a cúrcuma é um poderoso anti-inflamatório.

 RENDE 2 PORÇÕES   332 calorias

½ abacate grande
¼ de colher de chá de cúrcuma
Uma boa pitada de pimenta-caiena
Suco de ½ limão-siciliano (ou taiti)
100 g de feijão-branco enlatado, drenado
75 g de ricota ou queijo cottage

Sal marinho e pimenta-do-reino preta moída na hora
2 fatias de pão de fermentação natural
½ tomate picado finamente
Salsinha fresca picada
1 colher de chá de azeite de oliva extravirgem

- Raspe o abacate em uma tigela e acrescente a cúrcuma, a pimenta-caiena e o suco de limão. Amasse bem com as costas de um garfo até que o abacate fique quase pastoso, ainda com alguns pedaços.
- Acrescente o feijão e a ricota ou o queijo cottag, tempere bem e misture.
- Passe a mistura nas fatias de pão, depois cubra cada uma com metade do tomate picado e a salsinha.
- Regue com um pouco de azeite e finalize com uma pitada de pimenta-do-reino.

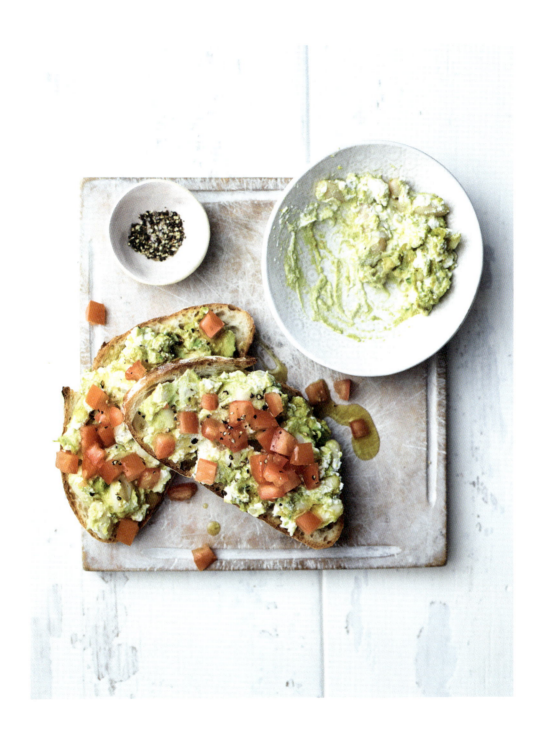

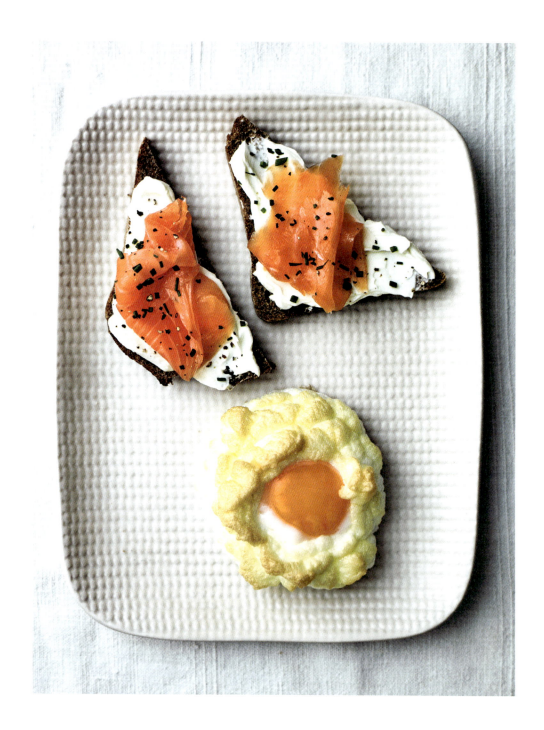

Salmão defumado no pão de centeio com ovos nevados

Reservo este lindo prato à base de ovos para um almoço com as amigas ou para aquele *brunch* especial. Você não precisará de um prato grande e os sabores combinam bem. O salmão oferece proteína para a pele, vitaminas do complexo B, vitamina D e magnésio, e os ovos fornecem biotina.

RENDE 2 PORÇÕES   *285 calorias*

2 ovos grandes

Uma pitada de sal marinho

2 colheres de sopa de cebolinha-francesa (*ciboulette*) fresca picada

2 colheres de sopa de cream cheese

2 fatias pequenas de pão de centeio integral

100 g de salmão defumado (de preferência selvagem, não de cativeiro, para evitar resíduos de substâncias químicas)

Pimenta-do-reino preta moída na hora

- Preaqueça o forno a 230 °C.

- Forre uma assadeira com papel-manteiga.

- Separe os ovos, coloque as claras em uma tigela grande limpa e acrescente uma pitada de sal. Bata até que as claras fiquem espumosas e espessas. Pare quando a mistura não se mover mais na tigela e se sustentar em montinhos macios. Salpique metade da cebolinha.

- Coloque metade das claras batidas em uma metade do papel-manteiga e espalhe-a em um círculo de aproximadamente 12 cm de diâmetro. Com as costas da colher, faça um buraco no meio, para caber a gema depois que as claras tiverem assado. Faça o mesmo com a outra metade, para que tenha dois montinhos de claras batidas.

- Asse no forno por aproximadamente 5 minutos. Coloque as gemas nos buracos centrais e asse por mais 3 minutos, até ficarem um pouco mais firmes. As gemas ainda estarão moles.

- Enquanto isso, passe uma fina camada de cream cheese nas fatias do pão de centeio. Disponha o salmão defumado em cima e salpique o restante da cebolinha. Tempere com pimenta-do-reino preta e corte cada fatia pela metade.

- Divida entre dois pratos, acrescente os ovos e sirva.

Café da manhã | 115

Vitamina verde saudável

Essa vitamina verde de baixo índice glicêmico tem o adocicado da maçã ou pera, e o abacate, o mel e a água de coco lhe conferem uma energia poderosa em combinação com a couve kale, que é ótima fonte de magnésio. As sementes também contribuem com magnésio e as gorduras boas do abacate ajudam a nutrir a pele.

 RENDE 1 COPO   273 calorias

50 g de couve kale ou floretes de brócolis picados
½ maçã ou pera em pedaços grandes
¼ de abacate (ou avocado) picado
Uma boa pitada de pimenta-caiena
50 g de iogurte fresco natural (ou uma alternativa sem laticínios, como iogurte de leite de coco)

1 colher de sopa de sementes de abóbora ou de girassol torradas
100-150 ml de água de coco ou água
1 colher de chá de mel para adoçar (opcional)

- Coloque a couve ou os floretes de brócolis em uma tigela e despeje água fervente suficiente para cobrir. Deixe por 1-2 minutos e depois escoe bem.
- Transfira para o copo de um liquidificador ou um processador de alimentos e acrescente a maçã ou a pera, o abacate, a pimenta-caiena, o iogurte e as sementes. Bata até ficar cremoso. Acrescente a água de coco ou a água e bata de novo para incorporar tudo. Se for usar o mel, acrescente neste momento e bata rapidamente de novo.
- Coloque em um copo e sirva.

DICA DA LIZ

Você também pode preparar esta receita na noite anterior em que for consumir. Coloque em um recipiente hermético e refrigere.

Granola de castanhas

Essa granola pode ser armazenada por até duas semanas, mas na minha casa nunca dura muito. É uma receita que só tem açúcares naturais, cheia de oleaginosas, e usa flocos de espelta e aveia para maximizar o teor de fibra e ajudar a baixar o colesterol. As três variedades de oleaginosas fornecem muita vitamina D, proteína e cálcio – além de gorduras boas que manterão a saciedade por mais tempo. Por mais tentador que seja repetir, evite consumir porções maiores do que uma xícara de chá dessa granola, para manter seus benefícios saudáveis.

V RENDE CERCA DE 400 G   228 calorias por porção de 40 g

25 g de óleo de coco

50 g de castanhas-do-pará picadas

100 g de amêndoas inteiras, com pele, picadas

100 g de castanhas de caju picadas

50 g de flocos de espelta

50 g de aveia (em flocos)

1 clara de ovo

40 g de xarope de tâmara

1 colher de chá de canela em pó

25 g de coco ralado

- Preaqueça o forno a 200 °C.

- Forre uma assadeira grande com papel-manteiga.

- Espalhe o óleo de coco no papel-manteiga e acrescente as oleaginosas, os flocos de espelta e a aveia. Coloque a assadeira no forno por um minuto ou dois, até que o óleo de coco derreta. Mexa bem a mistura para que o óleo cubra as oleaginosas, depois asse por aproximadamente 10 minutos. Na metade do tempo, mexa novamente a mistura e gire a assadeira se as oleaginosas estiverem assando mais em um lado.

- Bata a clara do ovo, o xarope de tâmara e a canela em uma tigela até que a mistura fique um pouco mais clara e pareça espumosa.

- Acrescente o coco ralado à assadeira, depois despeje e mexa também a mistura de clara de ovo. Continue a assar por 8-12 minutos, até que a mistura pareça um pouco crocante e comece a se juntar.

- Deixe esfriar na assadeira, parta em pedaços e armazene em um pote por até duas semanas.

Café da manhã | 117

Minguau de três sementes

Para uma dose reforçada de proteína no café da manhã, não há nada mais fácil do que comer mingau – e nada mais simples também do que prepará-lo. Rica em manganês e uma boa fonte de cálcio e de fibra, a aveia tem um baixo índice glicêmico e, por isso, ajuda a manter o nível de açúcar no sangue equilibrado. As sementes de linhaça são uma boa fonte de fitoestrógenos e podem ajudar com as ondas de calor hormonais.

Os ingredientes a seguir rendem 10 porções individuais ou cinco porções duplas.

Armazene a aveia e as sementes em recipientes separados; misture-as e pese quando for usar.

Para a mistura do mingau:
400 g de aveia
40 g de sementes de girassol

30 g de sementes de linhaça
30 g de sementes de chia

- Pese a aveia e guarde em um pote hermético. Misture as sementes e coloque em um pote separado.

V RENDE 2 PORÇÕES   271 calorias

80 g de aveia
20 g da mistura de sementes
¼ de colher de chá de canela em pó e mais um
  pouco para salpicar

1 banana verde picada
2 colheres de sopa de iogurte grego natural fresco

- Coloque a aveia em uma frigideira e acrescente a mistura de sementes, a canela e a banana. Despeje 450 ml de água e, mexendo constantemente, deixe ferver. Cozinhe por 3-5 minutos, mexendo o tempo todo até que a mistura fique mais ou menos uniforme.

- Divida a mistura em duas tigelas, finalize com iogurte grego por cima e acrescente uma pitada extra de canela.

DICA DA LIZ

Se você preferir, pode deixar a aveia e as sementes de molho de um dia para o outro. Coloque em uma tigela e acrescente 150 ml de água, cubra e reserve. No dia seguinte, passe para uma frigideira, acrescente os 300 ml restantes de água e cozinhe conforme as instruções anteriores. Dependendo da textura que você prefere para o mingau, pode ser necessário acrescentar mais água nesta etapa.

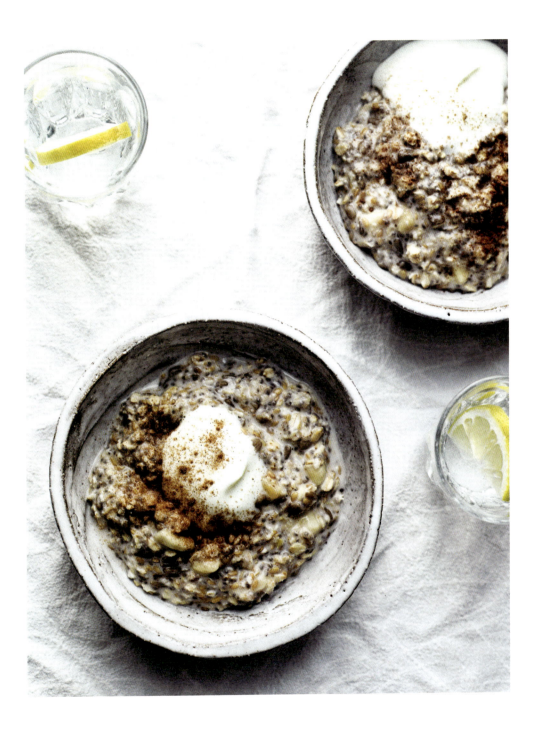

Café da manhã | 119

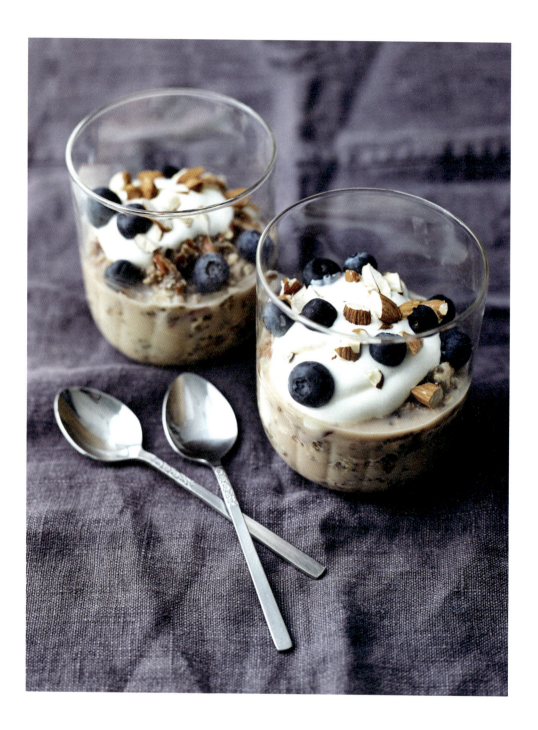

Potinhos de maçã, canela e chia

Estou sempre à procura de ideias deliciosas para o café da manhã e que também sirvam como lanchinhos de fim de tarde. Esta receita é uma delas. Esses potinhos vão te manter saciada e, graças à canela, satisfazer quaisquer desejos por doces. A maçã e a aveia são ricas em fibra, e as amêndoas, o leite e o iogurte fornecem uma boa dose de cálcio. As sementes de chia são ricas em magnésio, que aumenta a energia e ajuda com a ansiedade e a digestão (por isso, use-as à vontade).

V RENDE 2 PORÇÕES   *227 calorias*

2 maçãs médias raladas

2 colheres de sopa de sementes de chia

2 colheres de sopa de aveia (em flocos)

200 ml de leite (de vaca, de aveia ou de castanhas)

½ colher de chá de canela em pó

2 colheres de sopa de iogurte fresco natural ou iogurte de leite de coco

100 g de mirtilos

10 g de amêndoas inteiras, com pele, picadas

- Coloque as maçãs raladas em uma tigela e acrescente as sementes de chia, a aveia, o leite e a canela. Mexa tudo.

- Divida em dois potinhos e refrigere até o dia seguinte.

- No dia seguinte, tire os potes da geladeira, cubra com o iogurte e os mirtilos e salpique com as amêndoas.

Café da manhã | 121

LANCHINHOS

Brigadeiros de pistache, figo, coco e nibs de cacau

Todos os meus amigos adoram essas guloseimas – e minha família também. Embora já sejam bem nutritivos, sempre dá vontade de comer mais de um. As amêndoas são uma boa fonte de proteína e cálcio, e as sementes de linhaça são uma fonte vegetariana de ômega 3, além de conterem fitoestrógenos.

  RENDE 18 BRIGADEIROS 64 calorias

2-3 figos secos picados
100 g de pistache
25 g de amêndoas inteiras, com pele
1 colher de sopa de semente de linhaça

2 colheres de chá de nibs de cacau
1 colher de sopa de farinha de soja
2 colheres de sopa de coco ralado seco, sem açúcar

- Coloque os figos em uma tigela e despeje 50 ml de água fervente. Espalhe o pistache, as amêndoas e as sementes de linhaça por cima. Reserve por 30 minutos.

- Transfira a mistura para um processador de alimentos e adicione os nibs de cacau e a farinha de soja. Bata até que as amêndoas e o pistache fiquem bem triturados e a mistura pareça uma polpa. Aperte um pouco da massa entre os dedos, para ver se não desmancha.

- Separe montinhos da mistura com uma colher de chá e forme bolinhas para fazer aproximadamente 18 brigadeiros.

- Disponha o coco ralado em um prato e passe os brigadeiros nele até ficarem cobertos. Organize os brigadeiros em um prato limpo e refrigere por 1 hora, até ficarem firmes. Guarde em um recipiente hermético por até 5 dias ou congele para durar até um mês.

DICA DA LIZ

As bolinhas são meio grudentas para manusear. Por isso, se preferir, você pode refrigerá-las antes de enrolá-las e de passá-las no coco ralado, para que fiquem um pouco mais firmes. Se notar que o coco ralado não está grudando tão bem nas bolinhas, passe-as em um pouco de água fria antes.

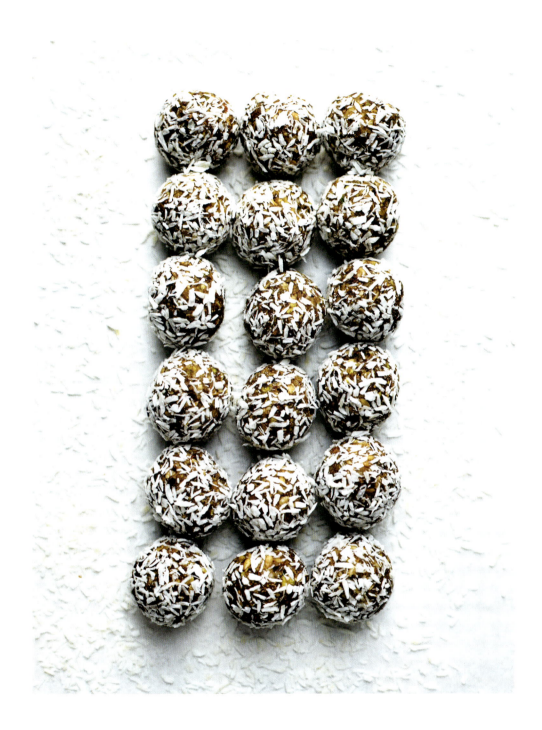

Lanchinhos | 125

Biscoitos de aveia com sementes

Sempre mantenho uma lata desses deliciosos biscoitos de aveia na cozinha – todos na minha família os procuram como lanchinho e, garanto, são lanchinhos muito melhores do que a maioria das versões encontradas no mercado. Ricos em fibra e proteína graças às sementes e à farinha de soja, esses biscoitos de aveia têm baixo índice glicêmico e, por isso, não interferem nos níveis de açúcar no sangue.

 RENDE 20 BOLINHOS 39 calorias

50 g de aveia (flocos finos)
20 g de farinha de soja
1 colher de sopa de sementes de linhaça
1 colher de sopa de sementes de girassol
25 g de farinha de espelta

25 g de gérmen de trigo
¼ colher de chá de sal marinho
2 colheres de sopa de azeite de oliva
1 colher de chá de mel orgânico cru

- Preaqueça o forno a 200 °C.
- Coloque a aveia, a farinha de soja, as sementes de linhaça, as sementes de girassol, a farinha de espelta, o gérmen de trigo e o sal em um processador de alimentos e bata brevemente, para triturar a aveia e as sementes.
- Adicione o azeite, o mel e 4 colheres de sopa de água. Bata de novo até que a mistura fique homogênea (deve ficar uma massa grosseira).
- Espalhe a mistura em uma folha de papel-manteiga e aperte. Cubra com outra folha e passe o rolo até que a mistura esteja com aproximadamente 3 mm de espessura. Tire a folha de cima e use-a para forrar uma assadeira.
- Recorte círculos de massa com um cortador de 5 cm. Amasse novamente, abra o resto da massa e recorte outros círculos, até ter 20 biscoitos. Disponha os biscoitos na assadeira e asse por 12-15 minutos, até dourarem.
- Deixe esfriar e conserve em recipiente hermético por até 5 dias.

DICA DA LIZ

Esses biscoitos podem ser congelados. Embrulhe-os com filme plástico e congele por até 1 mês.

Lanches de potinho da Liz

Potinho de queijo de cabra e ervas

O queijo de cabra fornece muito cálcio para os ossos, além de gorduras boas.

  150 calorias

75 g de queijo cremoso de cabra
2 colheres de sopa de ervas frescas picadas, como cebolinha-francesa (*ciboulette*) e salsinha
¼ de colher de chá de pimenta-caiena
Pimenta-do-reino preta moída na hora

Para servir:
Crudités – 1 cenoura pequena cortada em tiras, 1 talo de salsão cortado em palitos, 3-4 de cada: rabanetes e tomates-cereja cortados em 4

- Coloque o queijo de cabra em uma tigela e misture com as ervas, a pimenta-caiena e a pimenta-do-reino preta. Se a mistura ficar muito consistente e você preferir mais mole, acrescente 1-2 colheres de chá de água.
- Divida entre dois pratos e sirva com as *crudités* para acompanhar.

Potinho de iogurte de morango

Rico em vitamina C e cálcio, meus filhos adoram o vermelho-vivo deste iogurte, que destaca o adocicado natural dos morangos e do xarope ou mel.

  102 calorias

150 g de morangos maduros picados
1 colher de chá de vinagre balsâmico

1 colher de chá de xarope de tâmara ou mel
6 colheres de sopa de iogurte grego fresco natural

- Coloque os morangos, o vinagre e o xarope ou mel em uma tigela e amasse tudo com um garfo até que metade dos morangos tenham sido esmagados e pareçam uma polpa. Acrescente o iogurte na tigela e misture – a mistura de morangos deve ficar marmorizada no iogurte.

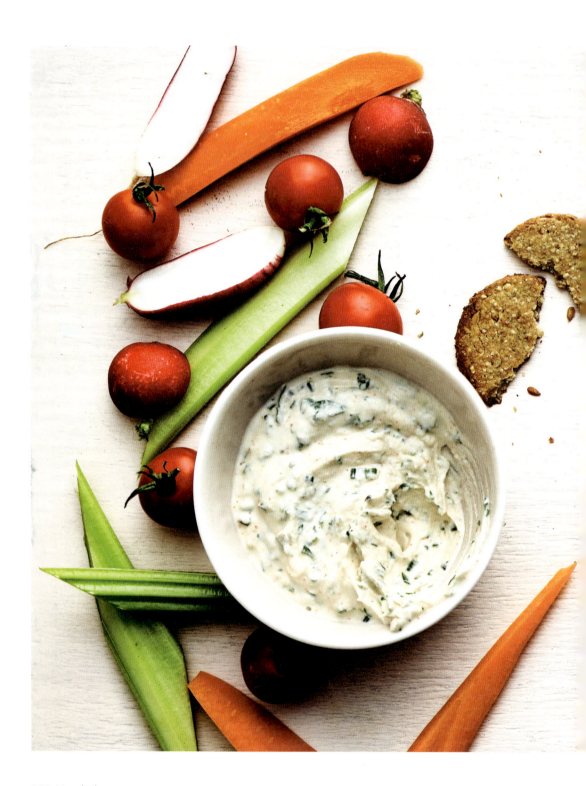

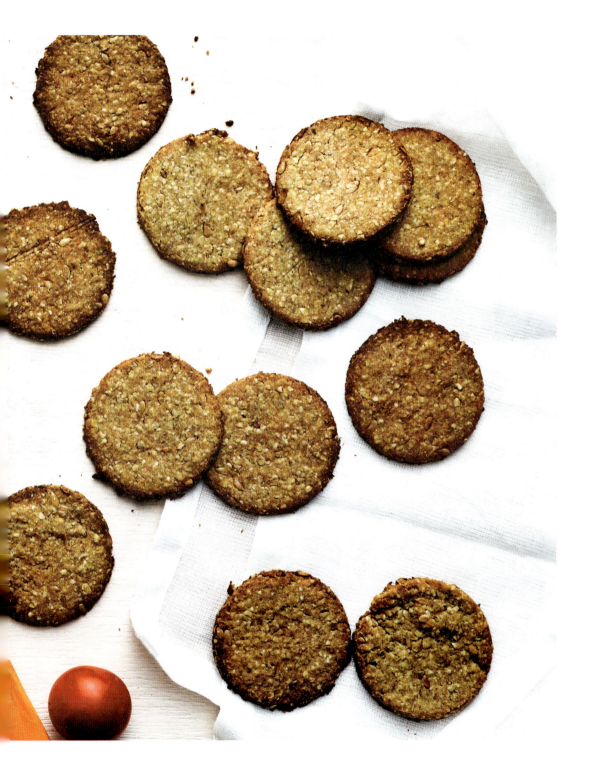

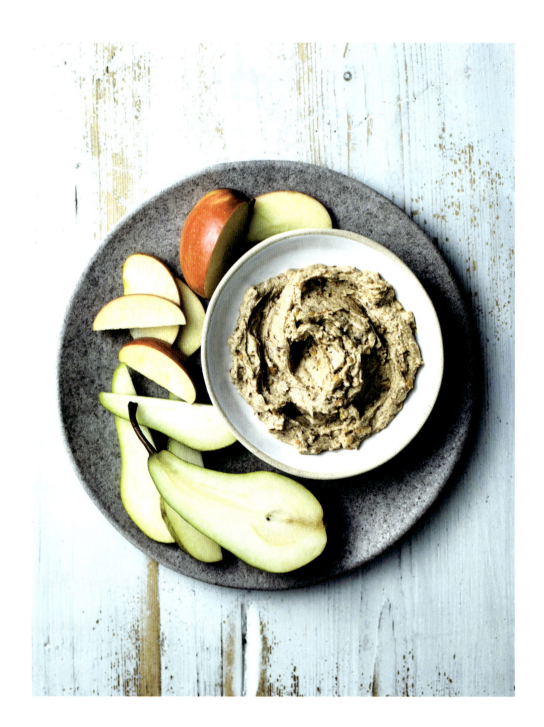

Potinho de manteiga de amendoim ou amêndoa

Adoro esta deliciosa e leve manteiga cheia de proteína das oleaginosas e que traz saciedade até a hora do jantar. A canela ajuda a controlar o desejo de comer um docinho e o iogurte fresco traz cálcio e probióticos amigos do intestino.

V SL   193 calorias

2 colheres de sopa de manteiga de amendoim
   ou amêndoa
½ colher de chá de canela em pó
3 colheres de sopa de iogurte fresco

Para servir:
1 de cada: pera e maçã, fatiadas com as
   sementes e o endocarpo (parte central)

- Coloque a manteiga, a canela e o iogurte em uma tigela e misture todos os ingredientes. Se necessário, pode acrescentar uma colher de chá de água para amolecer um pouco.

- Divida em dois pratos. Disponha metade das fatias de maçã e pera sobre cada um.

Figos frescos com queijo cottage

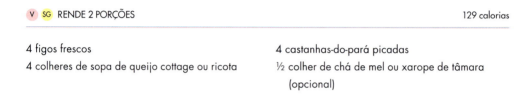

Os figos frescos podem ser afrodisíacos, mas eles também são repletos de cálcio, magnésio e fibra. Contraste o adocicado natural deles com queijo cottage orgânico natural, uma boa fonte de proteínas, e castanhas-do-pará, que ajudarão na dose diária recomendada de selênio.

V SG RENDE 2 PORÇÕES   129 calorias

4 figos frescos
4 colheres de sopa de queijo cottage ou ricota

4 castanhas-do-pará picadas
½ colher de chá de mel ou xarope de tâmara (opcional)

- Divida os figos ao meio e disponha-os em dois pratos.
- Coloque o queijo cottage ou ricota em uma tigela e misture metade das castanhas-do-pará.
- Acomode essa mistura entre os figos, espalhe o restante das castanhas por cima e regue com um pouco de mel ou xarope de tâmara, se estiver usando.

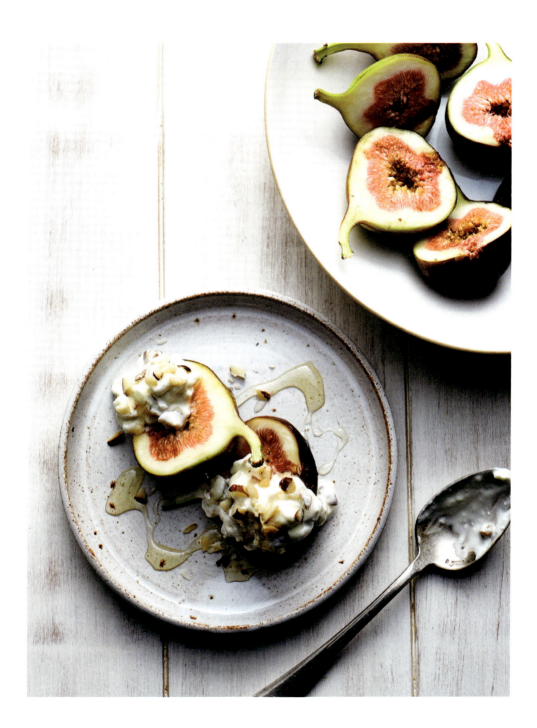

REFEIÇÕES LEVES

Filés de couve-flor com homus e queijo feta

Contanto que você não a cozinhe demais, a couve-flor é uma ótima fonte de vitamina C e fica deliciosa quando coberta por homus, feito de grão-de-bico, que é rico em fibra, proteína e fitoestrógenos. O queijo feta é feito de leite de cabra ou de ovelha e é uma fonte ideal de proteína alternativa ao leite de vaca.

 RENDE 2 PORÇÕES   387 calorias

½ lata de 400 g de grão-de-bico drenado
1 colher de sopa de tahine
Suco de ½ limão-siciliano (ou taiti)
Sal marinho e pimenta-do-reino preta moída na hora
1 couve-flor média
1 colher de chá de azeite de oliva
Uma pitada de pimenta-caiena
50 g de queijo feta esfarelado
1 colher de sopa de *mix* de sementes torradas

Para a salada de tomate:
150 g de tomates mistos (vermelho e amarelo) cortados em 4
1 colher de chá de vinagre de maçã
Um ramo de manjericão picado grosseiramente
Sal marinho e pimenta-do-reino preta moída na hora

- Preaqueça o forno.
- Primeiro, prepare a salada. Coloque os tomates, o vinagre e o manjericão em uma tigela e tempere. Misture tudo. Os sucos dos tomates formarão um molho natural.
- Coloque o grão-de-bico, o tahine e o suco de limão no liquidificador ou processador de alimentos. Triture um pouco o grão-de-bico, deixando a mistura com alguns pedaços. Tempere a gosto e bata de novo.
- Use uma faca afiada para cortar a couve-flor em 4 "filés" grossos da parte central (você pode usar os pedaços que sobrarem para fazer o *pilaf* de couve-flor – ver página 178). Misture o azeite e a pimenta-caiena e pincele essa mistura nos filés. Coloque os filés em uma assadeira e leve ao forno por 2-3 minutos, até dourarem. Vire e asse o outro lado.
- Disponha 2 filés de couve-flor em cada prato. Coloque o homus por cima, espalhe o queijo feta e as sementes e sirva com a salada de tomate.

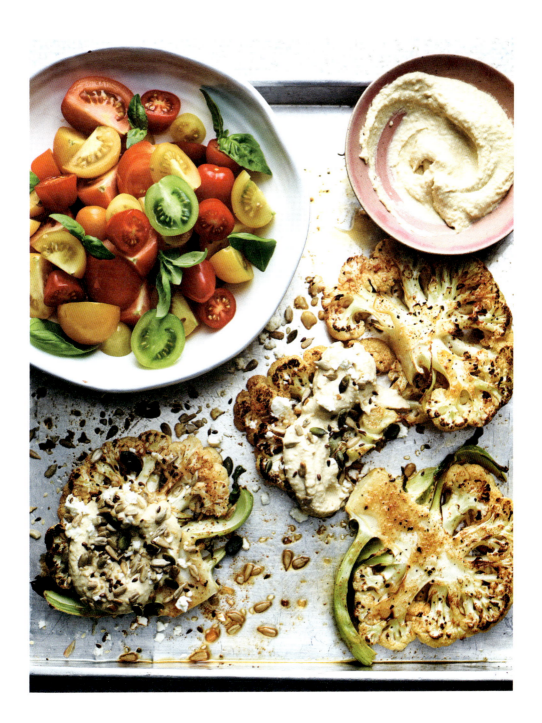

Refeições leves | 137

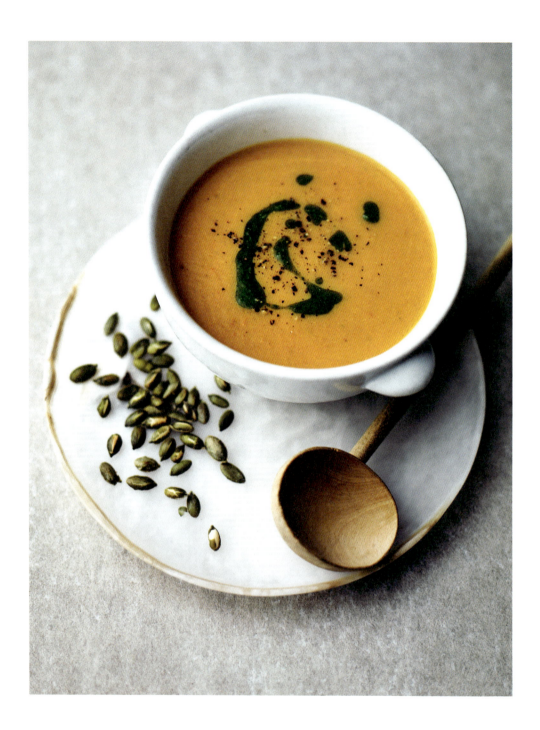

Sopa de cenoura e abóbora ao molho de rúcula

Minha sopa para aquecer o inverno tem o lindo brilho alaranjado da cenoura, que é rica em antioxidantes e vitamina B, e o alho, que ajuda o sistema imunológico. Gosto de incluir a abóbora, pois, além de acrescentar vitamina C e magnésio, ela também confere um sabor adocicado ao prato. Espalho sementes torradas de abóbora, pois elas são ricas em ácidos graxos monoinsaturados, que ajudam a baixar o colesterol ruim e aumentar o bom.

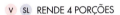 RENDE 4 PORÇÕES — 232 calorias

1 colher de sopa de azeite de oliva
1 cebola roxa cortada grosseiramente
2 cenouras picadas
250 g de abóbora picada (se a casca estiver macia, não é preciso descascá-la)
½ pimenta chilli sem sementes e picada
1 dente de alho fatiado

Sal marinho e pimenta-do-reino preta moída na hora
600 ml de caldo quente de legumes
1 colher de sopa de sementes torradas de abóbora, para servir

Para o molho:
40 g de rúcula
75 ml de azeite de oliva

- Aqueça o azeite em uma frigideira média e acrescente a cebola, as cenouras, a abóbora e uma colher de sopa de água. Refogue em fogo brando a médio por 10 minutos, até os legumes começarem a ficar macios.
- Adicione a pimenta chilli e o alho, e cozinhe por mais 2-3 minutos. Tempere. Acrescente o caldo quente de legumes, tampe a frigideira e deixe ferver. Cozinhe por 12-15 minutos ou até tudo ficar macio.
- Enquanto isso, bata a rúcula e o azeite em um liquidificador ou processador.
- Deixe a sopa esfriar um pouco e, usando um *mixer*, transforme-a em um caldo. Coloque metade em um recipiente hermético e reserve para esfriar completamente antes de congelar (ver dica).
- Divida a sopa que sobrou em dois potes, cubra com o molho de rúcula e sirva com as sementes de abóbora salpicadas por cima.

DICA DA LIZ

Essa sopa pode ser congelada por até 3 meses e, quando for consumir, deixe descongelando de um dia para o outro em um lugar fresco. Reaqueça e finalize conforme explicado na receita.

Arroz de beterraba com lentilha e cavalinha

Sabores intensos, porém sutis, tornam este almoço com baixo índice glicêmico e rico em ômega 3 um prato bastante completo e nutritivo. A beterraba ajuda o fígado e também atua como poderoso reforço para o sangue, enquanto as nozes trazem uma dose de cálcio e de gorduras saudáveis.

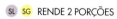 RENDE 2 PORÇÕES   617 calorias

2-4 filés de cavalinha (cerca de 300 g), dependendo do tamanho
Óleo para pincelar

Para o arroz de beterraba com lentilha:
125 g de beterraba descascada e cortada grosseiramente
1 colher de sopa de vinagre de vinho tinto
1 colher de sopa de azeite de oliva

Sal marinho e pimenta-do-reino preta moída na hora
75 g de lentilha Puy (francesa) seca
1 colher de sopa de cebolinha-francesa (*ciboulette*) picada finamente
½ colher de chá de mostarda Dijon e mais um pouco para servir
20 g de nozes torradas picadas
Suco de ½ limão-siciliano (ou taiti)
Um punhado de agrião para servir

- Coloque a beterraba em um processador de alimentos e bata até os pedaços ficarem do tamanho de um arroz. Transfira para uma tigela e misture com o vinagre e o azeite. Tempere bem, mexa e reserve.

- Coloque as lentilhas em uma panela e cubra-as com água fria. Tampe e espere levantar fervura. Baixe o fogo para brando e deixe cozinhar por 20-25 minutos, até ficarem macias. Depois, escoe bem.

- Acrescente a mistura de beterraba às lentilhas cozidas e mantenha aquecida.

- Preaqueça o forno. Pincele os filés de cavalinha com o óleo e deite-os com a pele para baixo em uma assadeira. Asse por 5-6 minutos, até ficarem bem cozidos.

- Acrescente a cebolinha, a mostarda, as nozes e o suco de limão à mistura de lentilhas.

- Divida entre dois pratos. Coloque a cavalinha por cima, sirva com o agrião e um pouco de mostarda para acompanhar.

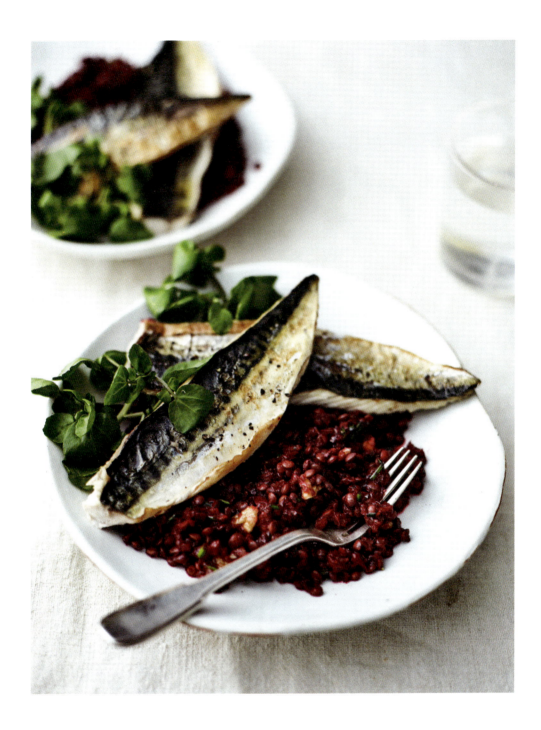

Refeições leves | 141

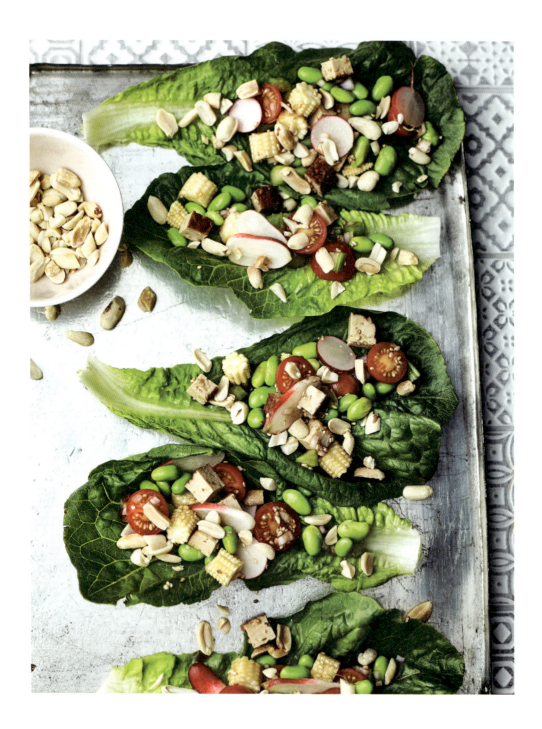

142 | Refeições leves

Wraps de tempeh

Esses wraps são muito convidativos, além de uma alternativa nutritiva para aquele sanduíche no almoço, utilizando proteínas diferentes da carne, peixe ou laticínios. Adoro a soja por causa de sua quantidade de ferro, proteína e fitoestrógenos. O tempeh, o milho-verde e o amendoim também fornecem muita proteína.

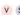 RENDE 2 PORÇÕES 319 calorias

1 colher de sopa de vinagre de maçã
1 chalota picada finamente
100 g de soja verde congelada (descongele)
2 talos de salsão picados finamente
50 g de minimilho em conserva picado
75 g de rabanete picado
75 g de tomate-cereja picado
75 g de tempeh ou tofu defumado picado
8 folhas grandes de alface-romana
20 g de amendoim torrado picado

Para o molho:
1 colher de sopa de óleo de gergelim
1 colher de sopa de molho de soja (shoyu)
Suco de 1 limão taiti
½ colher de sopa de gergelim torrado
¼ colher de chá de pimenta-do-reino branca moída

- Misture todos os ingredientes do molho em uma tigela e reserve.
- Coloque o vinagre e a chalota em uma tigela grande e reserve por 10 minutos – isso suaviza o sabor marcante da chalota. Escoe e deixe as chalotas marinadas na tigela. Acrescente a soja, o salsão, o minimilho, o rabanete, os tomates, o tempeh ou tofu defumado e misture.
- Disponha as folhas de alface em uma travessa grande. Despeje o molho na salada e misture tudo. Coloque a salada sobre as folhas de alface, espalhe o amendoim por cima e aproveite!

Minestrone de verão

Adoro esta sopa leve de verão, que conserva o frescor de todos os ingredientes vegetais. A erva-doce auxilia na digestão e a ervilha é uma fonte de proteína. O aspargo é um prebiótico que ajuda muito na saúde do intestino, além de conter cromo, um mineral que ajuda a insulina a transportar a glicose da corrente sanguínea para as células.

V RENDE 4 PORÇÕES   176 calorias

1 colher de sopa de azeite de oliva
2 chalotas picadas
2 talos de salsão cortados em cubos pequenos
1 cenoura cortada em cubos pequenos
Sal marinho e pimenta-do-reino preta moída na hora
50 g de grão de espelta (trigo-vermelho) ou cevadinha
800 ml de caldo de legumes

½ bulbo de erva-doce picado
150 g de aspargos picados
100 g de ervilha na vagem (debulhadas) ou ervilha fresca
100 g de soja verde (edamame) descongelada
2 ramos de manjericão picados grosseiramente
Queijo pecorino para servir

- Aqueça o azeite em uma panela média e coloque as chalotas, o salsão e a cenoura. Acrescente uma colher de sopa de água e refogue bem. Tampe a panela, baixe o fogo para brando e deixe cozinhar por 10 minutos ou até começarem a ficar macios. Nessa etapa, não deixe que os vegetais fiquem escuros.

- Acrescente o grão de espelta ou a cevadinha e o caldo de legumes e deixe cozinhar por cerca de 25 minutos, ou até começar a amolecer.

- Acrescente a erva-doce, os aspargos, as ervilhas e a soja verde. Cozinhe por mais 3-5 minutos, até começarem a absorver o caldo.

- Reserve metade em um recipiente hermético para congelar (ver dica).

- Divida o restante da sopa em duas tigelas, salpique o manjericão e sirva com queijo pecorino ralado por cima.

DICA DA LIZ

Essa sopa pode ser armazenada no refrigerador por até 4 dias. Deixe esfriar no recipiente e depois transfira para o refrigerador. Você pode reaquecê-la em uma panela, ou também é muito boa se servida fria, com uma colherada de ricota e um pouco de azeite de oliva extravirgem por cima.

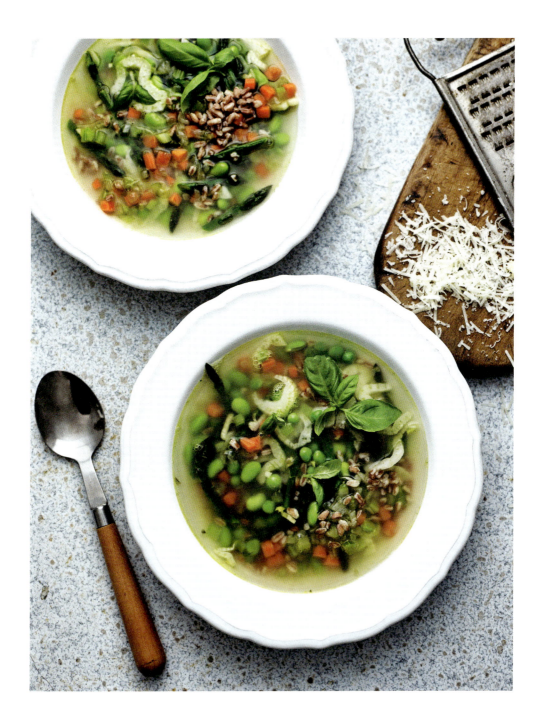

Refeições leves | 145

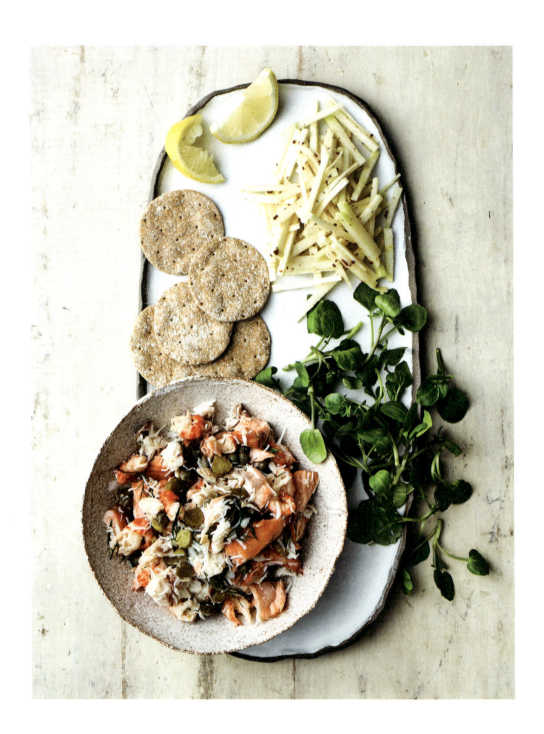

146 | Refeições leves

Remoulade de aipo-rábano e couve-rábano com frutos do mar

Sirvo este belo antepasto com biscoitos água e sal. Os frutos do mar fornecem ômega 3 e a proteína de que você precisa antes mesmo do prato principal. O aipo-rábano (também conhecido como raiz de aipo) tem sabor suave, é repleto de fibras e oferece as vitaminas B6 e B5. A couve-rábano é rica em vitamina C. É um prato muito nutritivo!

SL RENDE 2 PORÇÕES   520 calorias

Para a remoulade:
1 gema de ovo grande
1 colher de sopa de água fervente
35 ml de azeite de oliva
1 colher de chá de mostarda com grãos
1 colher de chá de vinagre de maçã
Sal marinho e pimenta-do-reino preta moída na hora
200 g de aipo-rábano descascado e cortado
  em tiras
160 g de couve-rábano descascada e cortada
  em tiras

Para os frutos do mar:
250 g de peixe curado misto, como lagostim, siri,
  truta ou salmão defumados
3 minipepinos em conserva picados
2 colheres de sopa de endro fresco picado
1 colher de sopa de alcaparras pequenas

Para servir:
Um pequeno punhado de agrião ou rúcula
4 biscoitos água e sal integral
½ limão-siciliano (ou taiti) cortado ao meio

- Em uma tigela grande, bata a gema do ovo, a água fervente, o azeite, a mostarda e o vinagre. Acrescente o aipo-rábano e a couve-rábano e misture bem.

- Coloque o peixe curado em outro recipiente – se estiver usando truta ou salmão defumado, eles precisam ser picados primeiro. Acrescente os minipepinos, o endro, as alcaparras e 1-2 colheres de chá do líquido do pote das alcaparras. Misture tudo.

- Divida a remoulade e os frutos do mar em duas travessas, decore com agrião ou rúcula e sirva com os biscoitos e os gomos de limão para espremer por cima.

Refeições leves | 147

Feijão-branco ao molho com endro

Esta é a minha versão do feijão com ovo. Um prato que tem a cor intensa dos tomates cozidos, que contêm licopeno, fornecem proteína e fibra. Se ingerido como um almoço leve, pode manter a saciedade até o jantar.

 RENDE 2 PORÇÕES   237 calorias

1 colher de sopa de azeite de oliva
½ cebola pequena picada finamente
1 talo de salsão picado finamente
2 dentes de alho fatiados
½ lata de 400 g de tomate pelado picado
1 colher de chá de extrato de tomate

100 ml de caldo quente de legumes
Sal marinho e pimenta-do-reino preta moída na hora
2 colheres de sopa de endro fresco picado e mais alguns raminhos para decorar
1 lata de 400 g de feijão-branco drenado
2 ovos médios

- Aqueça o azeite em uma frigideira e cozinhe a cebola, o salsão e o alho em fogo brando por 10-15 minutos.
- Enquanto isso, coloque uma panela média com água para ferver.
- Acrescente ao refogado o tomate picado, o extrato de tomate e o caldo; tempere bem e deixe ferver. Cozinhe por 10 minutos, sem tampa, para que reduza um pouco. Bata com um *mixer* até ficar cremoso, acrescente o endro e o feijão já escoado. Acrescente 2-3 colheres de sopa de água se a mistura ficar muito grossa e cozinhe por 2-3 minutos, para aquecer bem.
- Prepare os ovos poché. Baixe o fogo da panela de água, para que a água apenas ferva de leve. Separadamente, quebre com cuidado cada ovo na água. Cozinhe por cerca de 3 minutos. Tire os dois ovos com uma escumadeira e escorra-os em toalhas de papel.
- Divida o molho de feijão em dois pratos, coloque um ovo por cima e sirva decorado com brotos de endro.

DICA DA LIZ

Esse prato fica ótimo com uma fatia de pão de fermentação natural e um pouco de manteiga. Também pode ser servido com um pouco de vagem ou uma salada de folhas verdes para acompanhar.

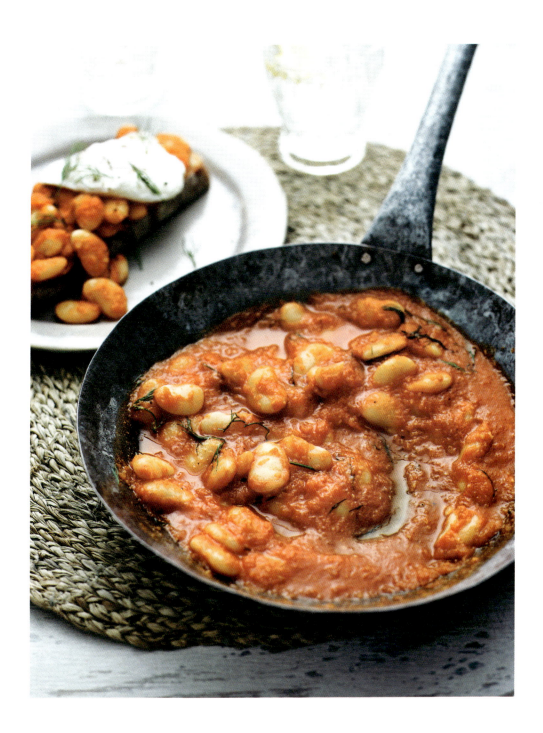

Refeições leves | 149

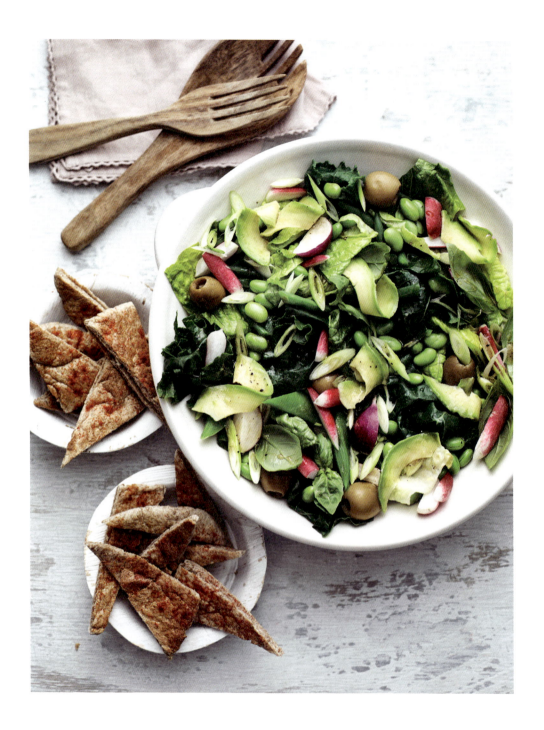

Salada quente de vagem

Essa salada verde de aspecto suculento é um nocaute em termos de bons nutrientes para a menopausa. Combinando a crocância da vagem e da cebolinha com a cremosidade do abacate (rico em ômega 3 e prebióticos), além da proteína da soja, das azeitonas e do azeite, o prato é recheado de manjericão, que tem excelentes propriedades anti-inflamatórias.

 RENDE 2 PORÇÕES   331 calorias

100 g de vagem holandesa em pedaços de 3 cm
100 g de vagem macarrão em pedaços de 2-3 cm
70 g de soja verde (edamame) congelada
50 g de couve kale cortada grosseiramente
2 hastes de cebolinhas picadas grosseiramente
½ alface-romana picada grosseiramente
4-6 rabanetes cortados em 4, no sentido do comprimento
½ abacate (ou avocado) fatiado
6 azeitonas verdes graúdas

2 talos de manjericão picados finamente
1 colher de sopa de azeite de oliva extravirgem
1 colher de sopa de vinagre de vinho tinto, branco ou de maçã
Sal marinho e pimenta-do-reino preta moída na hora

Para as torradinhas:
1 pão sírio integral
Um pouco de azeite para pincelar
Pimenta-caiena para salpicar

- Coloque uma panela grande com água para ferver e cozinhe as vagens e a soja por 4-5 minutos, até que fiquem macias. Acrescente a couve kale e a cebolinha, depois escoe bem em uma peneira.

- Disponha a alface em uma saladeira grande. Acrescente os rabanetes, o abacate, as azeitonas e o manjericão. Em outra tigela, misture o azeite e o vinagre e tempere. Despeje esse molho no *mix* de alface, acrescente os grãos cozidos e mexa tudo.

- Corte o pão sírio em triângulos e pincele cada triângulo com um pouco de azeite. Salpique um pouco de pimenta-caiena e coloque-os para tostar. Sirva com a salada.

DICA DA LIZ

Esse já é um prato saudável, mas se você tiver tofu, ele também vai ser uma boa combinação com a salada. Adoro tofu temperado, como o de azeitona, que harmoniza muito bem com os outros ingredientes. Basta picar 75-100 g de tofu e espalhar por cima da salada antes de servir.

Bolinhos vegetarianos

Comer verduras não precisa ser difícil! As cores vibrantes desses bolinhos criam um prato maravilhosamente vivo e, claro, que refletem todos os seus antioxidantes – ou seja, são ótimos para a saúde. Os ovos garantem que essa receita tenha bastante proteína e a farinha de soja incrementa o teor de fitoestrógenos, ferro e magnésio.

  RENDE 2 PORÇÕES — 332 calorias

- ½ abobrinha picada grosseiramente
- ½ cenoura média picada grosseiramente
- 1 haste de cebolinha picada grosseiramente
- ½ pimentão vermelho sem sementes e picado grosseiramente
- 2 ovos médios
- 4 colheres de sopa de farinha de soja
- Uma boa pitada de pimenta-caiena
- 4 colheres de sopa de milho-verde (natural ou enlatado)
- 2 colheres de sopa de ervas frescas picadas (como salsinha, cebolinha e manjericão)
- Sal marinho e pimenta-do-reino preta moída na hora
- 1-2 colheres de sopa de azeite de oliva

- Coloque a abobrinha, a cenoura, a cebolinha e o pimentão vermelho em um processador de alimentos e bata até que fiquem bem picados, com os fragmentos do tamanho de um arroz.

- Bata os ovos, a farinha de soja e a pimenta-caiena em uma tigela. Acrescente a mistura triturada, o milho-verde e as ervas e tempere bem. Misture tudo até ficar homogêneo.

- Aqueça o azeite em uma frigideira grande. Use uma colher de sopa para pegar a mistura e coloque 4-5 montinhos na frigideira, deixando-os bem separados.

- Cozinhe até que a mistura comece a endurecer e os bolinhos fiquem dourados por baixo; vire-os e grelhe o outro lado até dourar. Tire os bolinhos, coloque em um prato e continue o processo até finalizar a mistura.

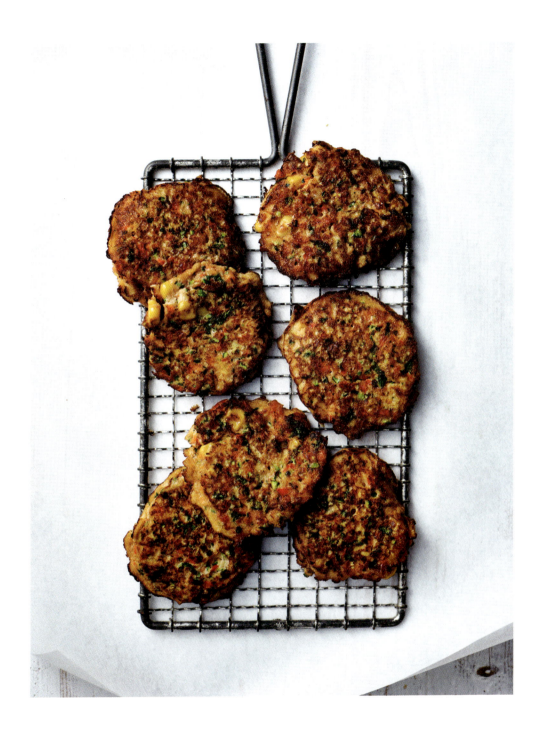

Refeições leves | 153

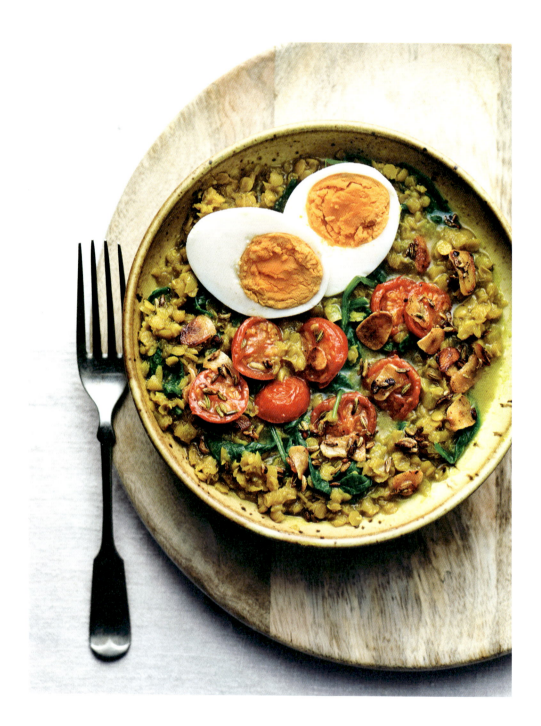

154 | Refeições leves

Curry de lentilha vermelha, espinafre, tomate e ovo com manteiga ghee

Este curry vibrante é uma verdadeira delícia tanto no sabor quanto na cor. Além disso, nada se compara à lentilha como excelente fonte de proteína (o que também vale para o ovo), vitaminas do complexo B e fibra. Os tomates contribuem com o licopeno, a cúrcuma e o cominho têm propriedades anti-inflamatórias, e o alho ajuda o sistema imunológico.

 V SL RENDE 2 PORÇÕES   432 calorias

2 ovos grandes
30 g de manteiga ghee
½ cebola pequena picada finamente
1 colher de chá de coentro moído
1 colher de chá de cúrcuma
1 colher de chá de cominho moído
Uma boa pitada de pimenta chilli em pó (não use caso ela provoque ondas de calor)

Sal marinho e pimenta-do-reino preta moída na hora
100 g de lentilha vermelha seca
600 ml de caldo de legumes quente
2 dentes de alho fatiados
8 tomates-cereja cortados na metade
1 colher de chá de sementes de cominho
100 g de folhas de espinafre baby

- Coloque os ovos em uma panela pequena e cubra-os com água fria. Deixe ferver por 8 minutos. Depois, transfira-os para uma tigela com água fria para esfriar.

- Aqueça metade da manteiga ghee em uma panela e refogue a cebola em fogo médio por 8-10 minutos, até começar a dourar. Junte as especiarias e 2 colheres de sopa de água. Cozinhe, mexendo os ingredientes até que a água evapore. Tempere bem.

- Adicione as lentilhas e o caldo de legumes, tampe a panela e deixe em fogo brando. Cozinhe por 15-20 minutos, mexendo de vez em quando até que as lentilhas fiquem macias.

- Enquanto isso, descasque e corte os ovos ao meio.

- Aproximadamente 5 minutos antes de terminar o cozimento, aqueça o restante da manteiga ghee em outra frigideira e acrescente o alho, o tomate e as sementes de cominho. Cozinhe até dourar o alho e o tomate amolecer.

- Misture o espinafre com as lentilhas e divida em dois pratos. Acrescente a mistura de alho, tomate-cereja e cominho e coloque os ovos por cima.

Wraps de nori

Assim como acontece em muitos pratos vegetarianos, o trabalho de picar todos os ingredientes é grande, mas o sabor sempre vale a pena! As algas nori são ótimas para os ossos, pois contêm vitamina C, cálcio e magnésio, e as cenouras são excelentes fontes de silício. Além da proteína abundante presente no grão-de-bico, esses wraps também são ricos em fitoestrógenos graças às sementes de gergelim.

  RENDE 2 PORÇÕES   152 calorias

Para a pasta de grão-de-bico e pimentão:
½ lata de 400 g de grão-de-bico cozido (enlatado ou feito em casa)
1 pimentão vermelho em conserva drenado
½ limão-siciliano (ou taiti) cortado ao meio
Sal marinho e pimenta-do-reino preta moída na hora

Para os wraps:
2 folhas quadradas de alga nori
6-8 folhas de alface-romana, cada uma cortada em três, no sentido do comprimento
1 cenoura pequena cortada em longos palitos
¼ de pepino, sem sementes e cortado em longos palitos
2 hastes de cebolinhas cortadas em longos palitos
1 colher de sopa de sementes torradas, como de gergelim e de abóbora (opcional)

- Coloque o grão-de-bico em um processador de alimentos ou no liquidificador. Acrescente o pimentão e esprema o suco de um dos quartos do limão. Tempere bem. Bata até virar um purê – com pedaços ou mais cremoso, como preferir.

- Abra as folhas de nori em uma superfície lisa e pressione metade das folhas de alface sobre elas, cobrindo cerca de quatro quintos de cada folha. Por cima, coloque metade da cenoura, do pepino e da cebolinha e esprema o outro quarto de limão por cima. Tempere bem.

- Espalhe metade da pasta de grão-de-bico e pimentão sobre os legumes de cada folha de nori e salpique as sementes por cima (se estiver usando).

- Pegue a extremidade de uma das folhas da alga e enrole. Quando chegar à outra ponta, umedeça e dobre-a sobre o rolinho, para fixar.

- Faça o mesmo com a outra folha de nori, formando dois rolinhos (wraps). Corte os dois ao meio e sirva.

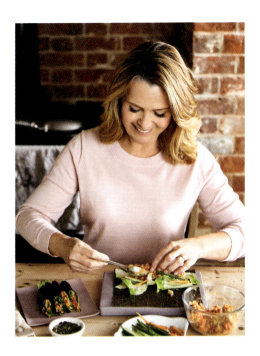 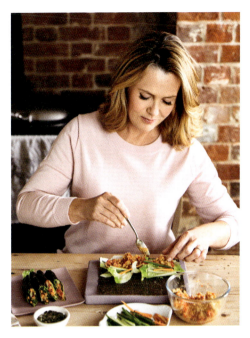
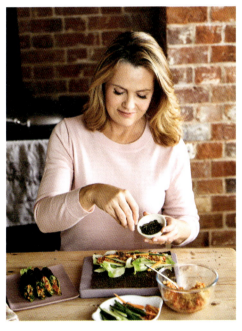 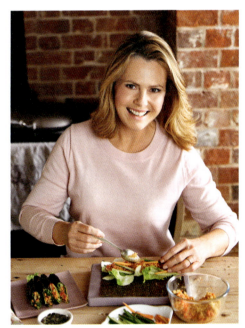

Refeições leves | 157

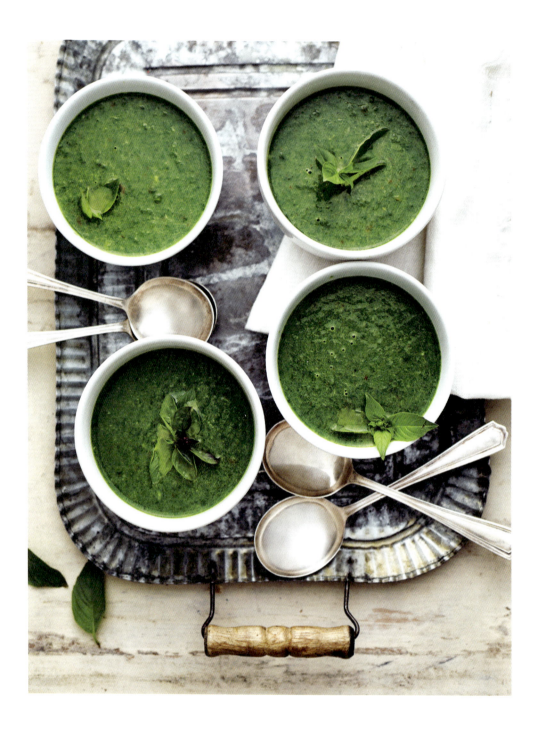

Sopa de espinafre e agrião com tempero tailandês

Não se preocupe com a possibilidade de essa sopa lhe causar uma onda de calor! Minha versão da sopa de agrião é bem condimentada, mas o uso da pimenta chilli é opcional. O agrião é repleto de ferro, o espinafre contém vitamina C e o manjericão, o gengibre e a cúrcuma são todos ingredientes anti-inflamatórios.

 RENDE 4 PORÇÕES 62 calorias

1 colher de sopa de óleo de coco
3 chalotas picadas
5 cm de gengibre fresco (cerca de 30 g), descascado e picado
½ colher de chá de cúrcuma
2 dentes de alho fatiados
1 caule de capim-limão picado
½ pimenta chilli vermelha ou verde picada (opcional)
Sal marinho e pimenta-do-reino preta moída na hora
260 g de espinafre
80 g de agrião
600 ml de caldo quente de legumes
Um punhado de folhas de manjericão (de preferência manjericão tailandês, se você conseguir) e mais algumas para servir
½ limão-siciliano (ou taiti) cortado pela metade

- Aqueça o óleo de coco em uma panela e acrescente as chalotas, o gengibre, a cúrcuma, o alho, o capim-limão, a pimenta chilli e uma colher de sopa de água. Cozinhe em fogo brando a médio por 5 minutos, até os ingredientes começarem a ficar macios e dourados. Tempere bem.

- Acrescente o espinafre e o agrião e cubra com o caldo de legumes. Tampe a panela e deixe cozinhar por cerca de 10 minutos. Desligue o fogo. Acrescente as folhas de manjericão e, com um *mixer* resistente ao calor, bata a sopa até que fique homogênea.

- Despeje metade da sopa em um recipiente que possa ir ao congelador e reserve para esfriar – ela pode ser congelada por até 3 meses. Divida a quantidade restante em duas cumbucas para sopa, decore com manjericão e sirva com um gomo de limão para espremer por cima.

> **DICA DA LIZ**
>
> Para um sabor cremoso de coco, depois de bater a sopa, acrescente 100 ml de leite de coco à mistura e aqueça. Se tiver sobras de frango assado, também pode usá-las para dar mais sabor e textura à sopa. Corte aproximadamente 100 g em pedacinhos e adicione antes de bater a sopa. Finalize conforme explicado na receita.

Refeições leves | 159

Panqueca *socca*

Você imaginaria que este é um prato vegano? Essas panquecas leves feitas com farinha de grão-de-bico, que contém magnésio e muita proteína, são recheadas por uma bela combinação de temperos, sabores e legumes que fornecem antioxidantes e betacaroteno.

  RENDE 2 PORÇÕES — 405 calorias

75 g de farinha de grão-de-bico
¼ de colher de chá de cúrcuma
Sal marinho e pimenta-do-reino preta moída na hora
2 colheres de sopa de azeite de oliva e mais 1 colher de chá para fritar
½ cebola roxa cortada em fatias grossas
1 colher de chá de coentro moído
1 colher de chá de cominho moído

2 dentes de alho fatiados
½ lata de 400 g de grão-de-bico, drenado
100 g de aspargos
100 g de brócolis roxos ou brócolis comuns
½ pimentão vermelho sem sementes e fatiado
50 g de couve kale picada finamente
½ limão-siciliano (ou taiti) para espremer por cima

- Em uma tigela, peneire a farinha e a cúrcuma e adicione uma boa pitada de sal. Faça um buraco no meio e despeje aos poucos 150 ml de água, mexendo sempre. Reserve a massa por 15 minutos, enquanto prepara a cobertura.

- Aqueça uma colher de sopa de azeite em uma frigideira e refogue a cebola por 5 minutos em fogo médio, até começar a amolecer. Acrescente as especiarias, o alho e uma colher de sopa de água e cozinhe por 1-2 minutos. Adicione o grão-de-bico, os aspargos, os brócolis, o pimentão e a couve e continue refogando por 5 minutos, até ficarem macios. Tempere bem e cubra para manter aquecido.

- Aqueça uma frigideira grande (com aproximadamente 25 cm de base). Despeje a outra colher de sopa de azeite na massa das panquecas. Unte a frigideira com uma colher de chá de azeite e incline-a, para que o azeite se espalhe por toda a base. Despeje a massa das panquecas na frigideira, baixe o fogo e cozinhe por 5 minutos, até que fique firme. Não é preciso virar a massa. Cozinhe até ficar dourada e com uma crosta fina no fundo.

- Esprema o suco de limão sobre o recheio e mexa tudo. Coloque a mistura sobre a panqueca e sirva.

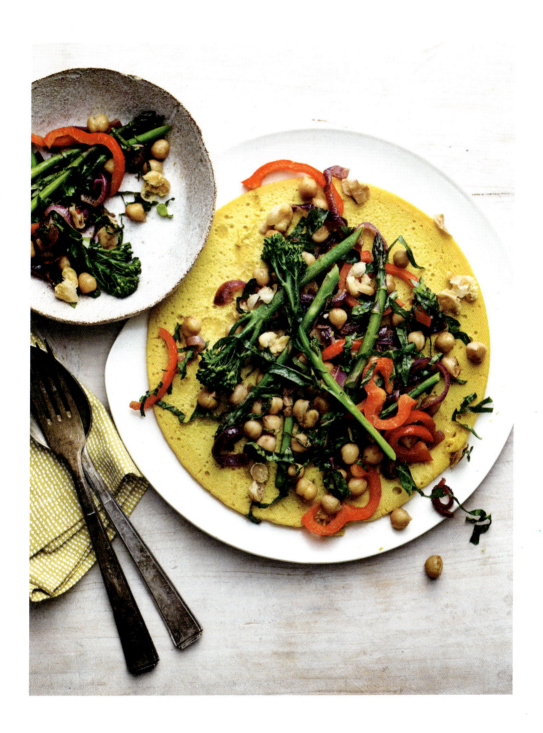

Refeições leves | 161

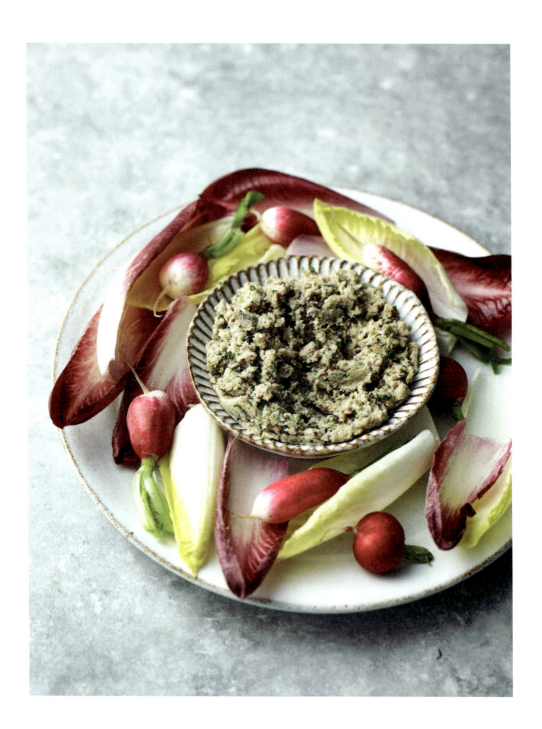

162 | Refeições leves

Patê de cavalinha fresca

Fazer seu próprio patê de cavalinha é muito simples e o resultado fica melhor do que qualquer outro encontrado no mercado. A cavalinha é uma fonte rica de ácidos graxos ômega 3 e vitamina D, além de ser muito boa para os ossos. Gosto de servir esse patê como um antepasto leve ou um lanchinho, e pode ser conservado por até dois dias no refrigerador.

 RENDE 2 PORÇÕES GENEROSAS   293 calorias

2 filés de cavalinha (se encontrar, compre levemente defumados)
Sal marinho e pimenta-do-reino preta moída na hora
1½ colher de chá de mostarda com grãos
1 colher de sopa de azeite de oliva e mais um pouco para pincelar
Suco de ½ limão-siciliano (ou taiti)

1-2 colheres de sopa de manjericão fresco picado
1-2 colheres de sopa de cebolinha-francesa (*ciboulette*) fresca picada

Para servir:
1 bulbo de endívia
Um pequeno punhado de rabanetes

- Pincele a cavalinha com azeite, tempere e coloque para assar no forno por 3-4 minutos, até que fique opaca por fora e cozida por dentro. Teste com um garfo, enfiando-o no meio de um dos filés e puxando um pouco. Se o peixe esfarelar facilmente, está no ponto. Reserve para esfriar.
- Esfarele o peixe em um miniprocessador de alimentos, retirando antes a pele e as espinhas.
- Acrescente a mostarda, o azeite de oliva e o suco de limão e tempere bem. Bata até virar um patê mais ou menos homogêneo.
- Tire as folhas de endívia do bulbo e disponha-as em um prato com os rabanetes. Divida o patê de cavalinha em dois pequenos potes de cerâmica e sirva com uma pitada de ervas por cima.

DICA DA LIZ

Você também pode fritar a cavalinha. Pincele-a com azeite, deixe o lado sem pele para baixo e frite por 3-4 minutos. Vire-a e frite o lado com pele por 1-2 minutos, ou até cozinhar por dentro. Finalize conforme explicado na receita.

PRATOS PRINCIPAIS

Frango com limão e sálvia

Um prato simples, mas que oferece nutrientes poderosos. O peito de frango orgânico é uma ótima fonte de proteína magra e vitamina B6, permitindo que o organismo utilize e armazene energia da proteína e dos carboidratos. A vagem contém fibras e também é rica em cálcio e ferro. A sálvia é conhecida por ajudar a amenizar as ondas de calor e, nesta receita, agrega um sabor deliciosamente refrescante.

 SG RENDE 2 PORÇÕES   453 calorias

2 peitos de frango orgânico sem pele
1 colher de sopa de azeite de oliva
Suco de ½ limão-siciliano (ou taiti)
Um pequeno ramo de sálvia, com as folhas picadas
Sal marinho e pimenta-do-reino preta moída na hora

2 batatas-doces alaranjadas (Beauregard) (cerca de 350 g), descascadas e picadas
15 g de manteiga
150 de vagem holandesa com as pontas cortadas

- Disponha os peitos de frango sobre uma superfície lisa e amasse-os com um rolo de macarrão, até que fiquem com metade de sua espessura. Transfira-os para um prato raso e despeje neles o azeite e o suco de limão. Acrescente as folhas de sálvia picadas e tempere bem. Vire os peitos de frango, cobrindo-os por inteiro com o tempero. Reserve.
- Coloque as batatas-doces em uma panela com água. Tampe e deixe ferver. Quando levantar fervura, baixe um pouco o fogo e deixe cozinhar por 15-20 minutos, até as batatas ficarem macias.
- Depois que as batatas estiverem fervendo por 10 minutos, aqueça uma frigideira. Nela, frite o frango até que fique dourado e cozido – o que leva cerca de 3-5 minutos em cada lado. Quando um lado estiver pronto, vire e acrescente a marinada restante na frigideira; continue cozinhando o outro lado em fogo brando a médio. Para verificar se o frango está cozido por dentro, espete o meio dele com um a faca afiada, para se certificar de que não sai um líquido rosado ou se não está rosado por dentro.
- Em uma panela pequena, ferva água e cozinhe as vagens por 3-5 minutos, até ficarem macias. Escoe bem, devolva à panela e acrescente metade da manteiga. Deixe a manteiga derreter e salteie as vagens.
- Escoe bem as batatas e devolva-as à panela, para cozinhar rapidamente no vapor. Acrescente o restante da manteiga, misture e amasse. Disponha esse purê em dois pratos, adicione um pouco da vagem e um peito de frango em cada prato. Por último, regue com o líquido remanescente da frigideira.

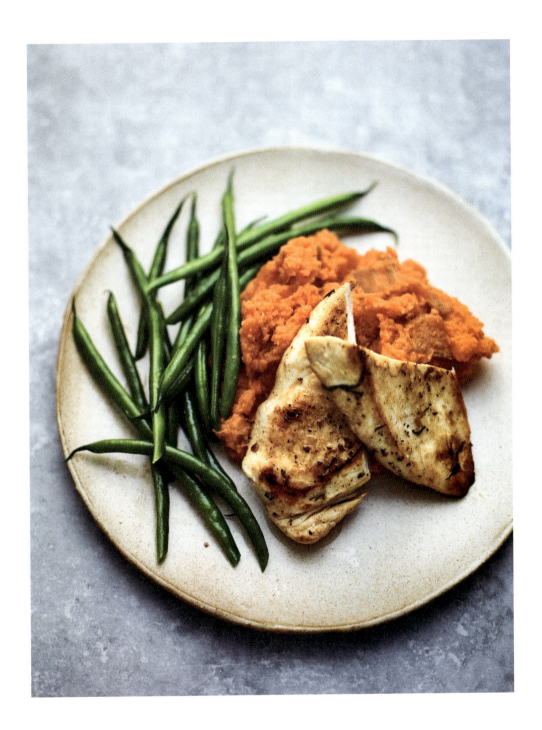

Pratos principais | 167

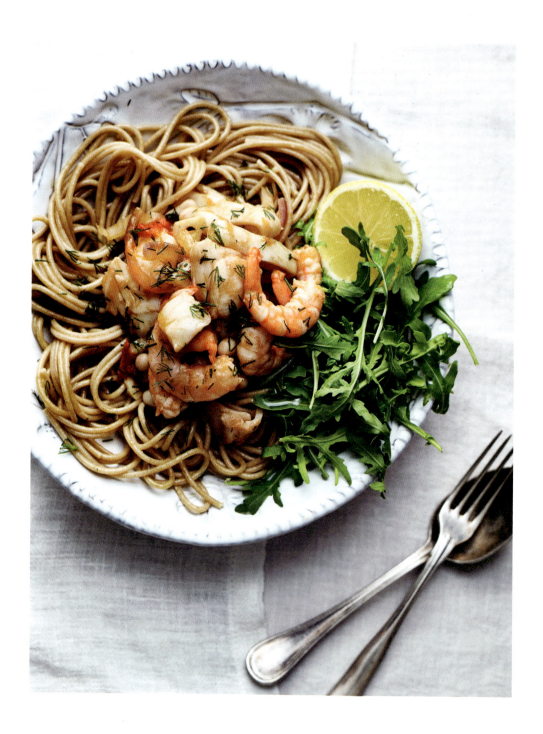

Banquete de frutos do mar de sábado à noite

Quem precisa de pizza quando pode se fartar de deliciosos frutos do mar e macarrão? O peixe fornece ômega 3 e muita proteína com pouca gordura, enquanto o feijão-branco contém fibra, magnésio e zinco. O lado bom é que, se você comer mais do que deve (o que é bem fácil de acontecer!), a erva-doce ajuda na digestão, por conter vitamina C.

SL RENDE 2 PORÇÕES   592 calorias

1 colher de sopa de azeite de oliva e
   mais um pouco para regar
½ cebola roxa fatiada
2 dentes de alho fatiados
½ bulbo de erva-doce picado finamente
Sal marinho e pimenta-do-reino preta moída na hora
150 g de espaguete de trigo integral
½ lata de 400 g de tomate pelado picados

150 ml de caldo quente de peixe ou frango
½ lata de 400 g de feijão-branco drenado
250 g de frutos do mar mistos, como lula,
   camarão e bacalhau
1 colher de sopa de endro fresco picado
Um pequeno punhado de rúcula
½ limão-siciliano (ou taiti) cortado ao meio

- Ferva água em uma panela grande para cozinhar o macarrão.

- Aqueça o azeite em uma panela média e acrescente uma colher de sopa de água. Adicione a cebola, o alho e a erva-doce e tempere. Tampe e refogue em fogo brando a médio por 10-12 minutos, mexendo de vez em quando.

- Cozinhe o macarrão de acordo com as instruções da embalagem. Escorra bem e devolva à panela com um pouco de azeite de oliva.

- Acrescente o tomate pelado e o caldo (de peixe ou frango) na panela com o refogado da cebola e mexa. Ferva por mais 5 minutos, sem tampar a panela.

- Misture o feijão-branco e os frutos do mar e cozinhe por mais 5-8 minutos, até que os frutos do mar fiquem cozidos por dentro. Complete com o endro.

- Coloque um pouco do molho no macarrão e divida em dois pratos. Cubra com o restante do molho e a rúcula. Sirva com o limão e mais um pouco de azeite, se preferir.

Pratos principais | 169

Papillote de cavalinha com tahine

Um prato simples de preparar! Quando assada no papel-manteiga, a cavalinha fresca conserva seus nutrientes, proteína e vitaminas D e B6. O tahine suaviza a picância da pimenta chilli (que é opcional) e dos outros temperos. Além de colorirem o prato, o pimentão vermelho e o tomate fornecem muitos antioxidantes.

SL RENDE 2 PORÇÕES   525 calorias

1 colher de sopa de azeite de oliva

½ cebola roxa picada finamente

1 tomate pequeno picado finamente

½ abobrinha pequena picada finamente

1 pimentão vermelho pequeno, sem sementes e picado finamente

35 g de triguilho fino

½ pimenta chilli picada finamente (opcional)

Sal marinho e pimenta-do-reino preta moída na hora

4 filés pequenos de cavalinha

1 colher de chá de coentro moído

½ colher de chá de cominho moído

½ limão-siciliano (ou taiti) fatiado

2 colheres de chá de tahine para regar

Vagem holandesa para servir (opcional)

- Preaqueça o forno a 200 °C.

- Em uma tigela, coloque o azeite de oliva, a cebola, o tomate, a abobrinha, o pimentão, o triguilho e a pimenta chilli (se usar). Mexa tudo junto com uma colher de sopa de água. Tempere bem.

- Coloque a cavalinha em uma superfície lisa e, com o lado da pele para baixo, esfregue o coentro e o cominho. Tempere também com pimenta-do-reino preta moída na hora.

- Corte dois quadrados grandes (entre 35-40 cm) de papel-manteiga ou papel-alumínio e coloque um filé de cavalinha sobre cada um. Coloque duas fatias de limão sobre cada filé e divida a mistura de triguilho entre os dois. Cubra com os outros filés, formando dois "sanduíches". Regue cada pilha com duas colheres de sopa de água.

- Dobre o papel-manteiga sobre a cavalinha e feche (como se fosse um envelope). Em seguida, disponha em uma assadeira e leve ao forno por cerca de 20 minutos. Abra os papillotes e regue cada um com uma colher de chá de tahine. Sirva com vagem cozida no vapor.

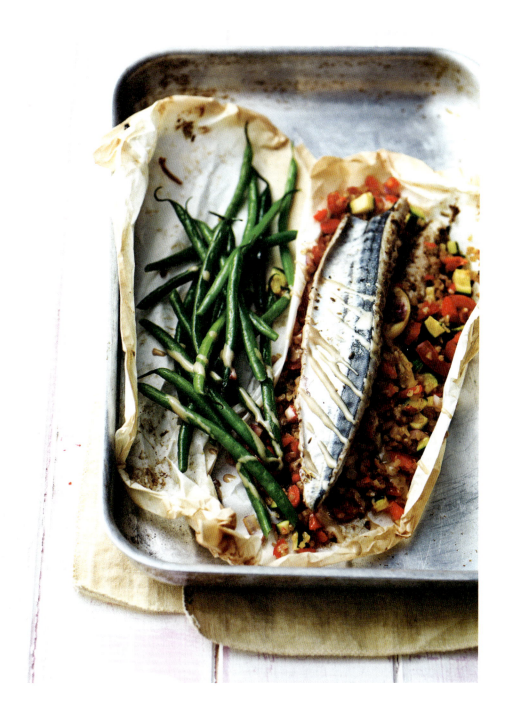

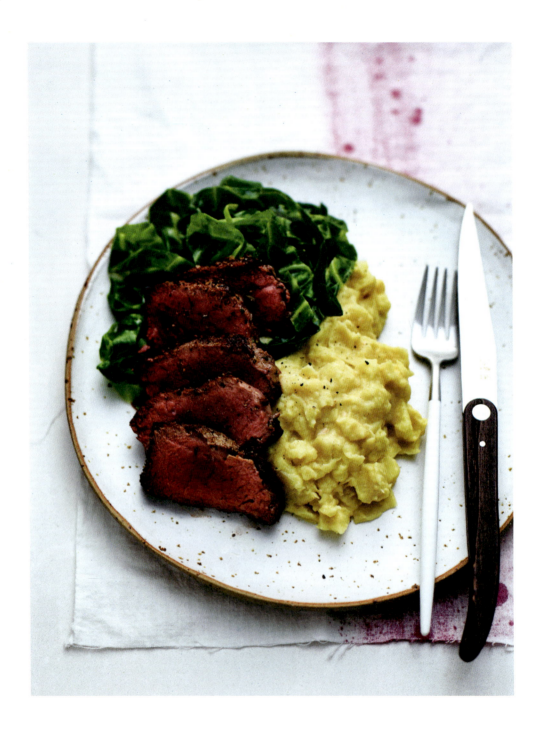

Filé simples com purê de pastinaca e feijão-branco

Como minha família cria gado alimentado 100% em pasto (Hereford), carne de qualidade costuma estar no cardápio na minha casa – a carne orgânica é uma fonte poderosa de ferro e proteína. O revigorante purê de pastinaca e feijão-branco oferece fibras solúveis e insolúveis. A couve, por sua vez, é rica em magnésio e fitoestrógenos.

RENDE 2 PORÇÕES   467 calorias

300 g de filé de bife orgânico
1 colher de chá de azeite de oliva
½ ramo pequeno de alecrim, com as folhas
   picadas finamente
Sal marinho e pimenta-do-reino preta moída na hora
1 pastinaca descascada e picada
1 chalota picada

200 ml de caldo de legumes ou de frango
1 lata de 400 g de feijão-branco
   (ou feijão-de-lima) bem drenado
15 g de manteiga
1-2 colheres de chá de mostarda Dijon
150 g de couve-manteiga fatiada

- Coloque o filé em um recipiente hermético pequeno, regue com um fio de azeite e espalhe o alecrim picado em cima. Vire o filé para cobri-lo completamente com a marinada. Tempere bem, tampe e reserve.

- Coloque a pastinaca e a chalota em uma panela média com o caldo de legumes. Tampe e deixe ferver por 15-20 minutos, até a pastinaca ficar bem macia.

- Depois de 5 minutos que a pastinaca começar a cozinhar, aqueça uma frigideira. Frite o filé por dois minutos de cada lado (e a borda também), até ficar no ponto de sua preferência. Tire a frigideira do fogo, tampe e reserve para a carne repousar.

- Acrescente o feijão à pastinaca na metade do cozimento e deixe cozinhar mais. Quando a pastinaca estiver cozida, escorra um pouco mais da metade do líquido. Amasse bem com a metade da manteiga e a mostarda.

- Ferva uma panela grande com água e escalde a couve por 2-3 minutos. Escoe bem e acrescente o restante da manteiga. Mexa para cobrir a couve com o líquido amanteigado.

- Divida o purê de pastinaca e feijão nos dois pratos e coloque a couve por cima. Fatie o filé, disponha metade em cada prato e depois regue com o líquido remanescente da frigideira.

Hambúrgueres de batata-doce assada

Sou muito fã dos fitoestrógenos fornecidos pelo feijão-vermelho e pelo grão-de-bico nesses deliciosos hambúrgueres vegetarianos – que também são os favoritos dos meus filhos!

 RENDE 2 PORÇÕES   470 calorias

1 batata-doce pequena (cerca de 175 g) descascada
1 lata de 400 g de feijão misto (ou ½ lata de 400 g de feijão-vermelho e ½ lata de 400 g de grão-de-bico, drenados)
1 ovo médio batido
50 g de farinha de grão-de-bico ou de soja
½ colher de chá de pimenta-caiena
2 colheres de sopa de salsinha fresca picada
Sal marinho e pimenta-do-reino preta moída na hora
1 colher de chá de azeite de oliva
2 minipepinos em conserva cortados ao meio

Para a salada:
½ cenoura pequena ralada
½ abobrinha pequena ralada
4 tomates-cereja cortados em 4
25 g de queijo cheddar ralado
2 colheres de chá de azeite de oliva
1 colher de chá de vinagre de vinho tinto

- Preaqueça o forno a 200 °C.
- Corte a batata-doce (não precisa descascá-la) e coloque em uma panela. Cubra com água fria e tampe. Deixe ferver por 10-15 minutos, até ficar macia, mas não muito.
- Em uma tigela, misture o feijão com o ovo, a farinha, a pimenta-caiena e a salsinha. Escoe bem as batatas e coloque-as em um escorredor de macarrão sobre a panela por um minuto, para cozinharem no vapor. Transfira para a tigela, tempere bem e amasse tudo junto.
- Aqueça uma frigideira grande e regue com um fio de azeite de oliva. Use uma colher grande para dividir a mistura em aproximadamente quatro. Como a mistura estará bem mole, coloque as porções nos cantos da frigideira, deixando-as no formato arredondado. Faça o mesmo com as outras porções da mistura. Cozinhe em fogo médio por aproximadamente 2 minutos até dourar, então vire e cozinhe o outro lado. Transfira para uma assadeira forrada com papel-manteiga e leve ao forno por 10-15 minutos, até ficarem firmes.
- Enquanto isso, prepare a salada. Misture bem todos os ingredientes. Coloque dois hambúrgueres em cada prato e cubra com o pepino. Adicione a salada como acompanhamento e sirva.

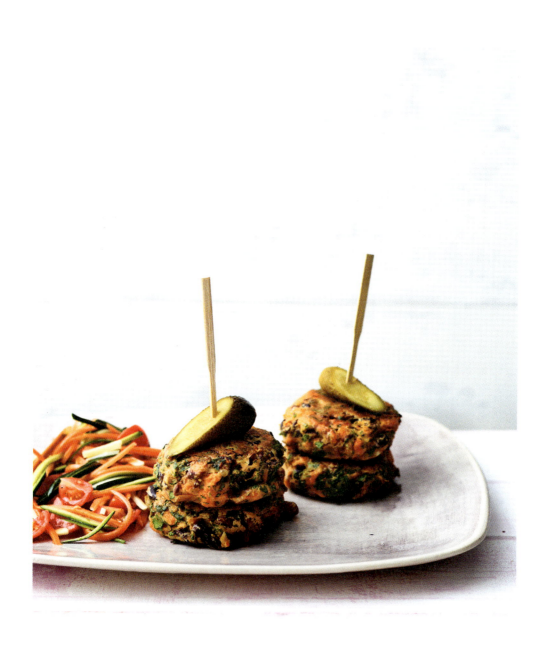

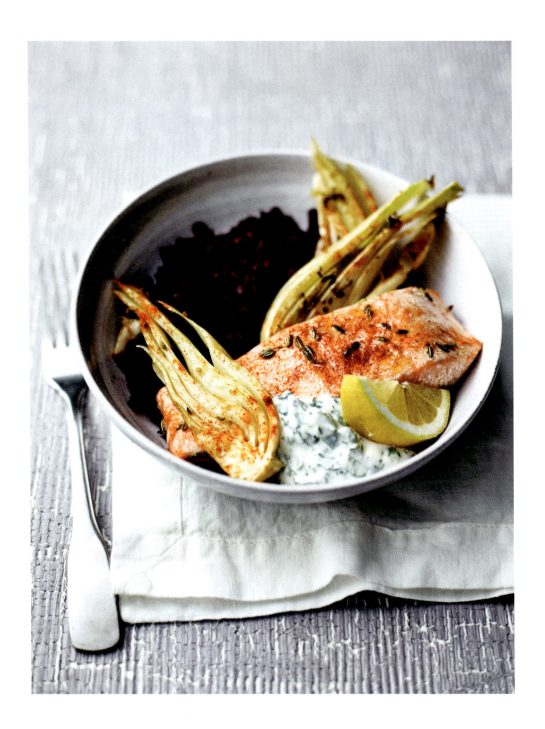

Salmão com erva-doce e arroz de beterraba

Para mim, peixe e erva-doce é a combinação dos sonhos. Não costumo comer com muita frequência, mas sempre compro salmão selvagem ou orgânico. Peixes gordurosos são ricos em ácidos graxos ômega 3 e vitaminas B6 e B12, que ajudam o organismo a consumir a energia dos alimentos. Particularmente, adoro esse arroz de beterraba – por ser pobre em carboidratos e uma alternativa leve ao arroz convencional. A beterraba também tem propriedades muito úteis para a limpeza do fígado, além de aumentar nossa energia. A erva-doce, como sabemos, ajuda na digestão.

SG RENDE 2 PORÇÕES   463 calorias

1 colher de sopa de óleo vegetal

½ colher de chá de sementes de erva-doce trituradas

Uma boa pitada de pimenta-caiena

Sal marinho e pimenta-do-reino preta moída na hora

½ bulbo de erva-doce fatiado (corte grosseiramente as folhas também)

2 filés de salmão selvagem ou orgânico de 150 g

250 g de beterraba descascada

½ limão-siciliano (ou taiti) cortado ao meio

50 g de iogurte grego natural fresco

1 colher de sopa de cada erva fresca picada (salsinha, hortelã e manjericão)

- Preaqueça o forno.

- Em uma tigela, coloque o óleo, as sementes de erva-doce e a pimenta-caiena. Tempere e misture. Acrescente as folhas da erva-doce, as fatias do bulbo e os filés de salmão. Mexa tudo muito bem.

- Espalhe a mistura com erva-doce e o salmão em uma assadeira.

- Bata a beterraba em um processador de alimentos até os fragmentos ficarem do tamanho de um arroz. Depois, transfira para uma panela e acrescente 75 ml de água. Tampe a panela, deixe cozinhar por cerca de 10 minutos e desligue. Acrescente o suco de um quarto de limão.

- Enquanto isso, asse o salmão com a mistura de erva-doce no forno por aproximadamente 15 minutos, virando a erva-doce na metade do cozimento para não queimar.

- Misture o iogurte e as ervas frescas picadas. Esprema um pouco de suco de limão.

- Divida o arroz de beterraba em dois recipientes. Coloque o salmão com a mistura de erva-doce e o molho de iogurte. Sirva com o outro quarto de limão cortado em gomos.

Pratos principais | 177

Costeleta de cordeiro condimentada e *pilaf* de couve-flor

Adoro este prato por ele ter uma textura leve e, ao mesmo tempo, ser carregado de nutrientes. Além da proteína, o cordeiro é fonte de ferro e zinco. Este *pilaf* é um acompanhamento interessante e pobre em carboidratos, pois usa couve-flor triturada no lugar do arroz, fornecendo fibras e vitamina C. Para adicionar um poderoso anti-inflamatório ao prato, tempere com cúrcuma.

 RENDE 2 PORÇÕES　　　　　　　　　　　　　　　　　　　　　　　　426 calorias

4-6 costeletas de cordeiro orgânico

Para a marinada:
½ colher de chá de cúrcuma
½ colher de chá de coentro em pó
½ colher de chá de curry em pó
2-3 boas pitadas de pimenta chilli em pó (opcional)
1 colher de chá de azeite de oliva
Suco de ¼ de limão-siciliano (ou taiti) grande
Sal marinho e pimenta-do-reino preta moída na hora

Para o *pilaf*:
½ couve-flor (aproximadamente 250 g) picada grosseiramente
1 chalota picada grosseiramente
2 colheres de chá de azeite de oliva
1 colher de chá de cúrcuma
1 colher de chá de sementes de cominho
3 bagas de cardamomo levemente esmagadas
1 dente de alho fatiado
100 g de ervilha fresca ou congelada (neste caso, descongele)

Para o molho:
50 g de iogurte fresco natural
Um raminho de hortelã com as folhas picadas

- Em um prato raso, misture todos os ingredientes da marinada. Acomode as costeletas por cima, para que um lado fique coberto pela mistura de temperos, depois vire-os e cubra o outro lado. Reserve para marinar.

- Coloque a couve-flor e a chalota em um processador de alimentos. Bata até que os fragmentos fiquem do tamanho de um arroz.

- Aqueça o azeite em uma panela, adicione as especiarias e o alho. Refogue por aproximadamente 1 minuto, até que o alho comece a dourar. Acrescente a couve-flor triturada na panela e misture bem, incorporando ao refogado. Acrescente a ervilha e 2-3 colheres de sopa de água fria e mexa de novo. Reduza o fogo para brando, tampe a panela e cozinhe por 5-7 minutos, até que o *pilaf* fique macio.

- Enquanto isso, aqueça uma frigideira e frite as costeletas por 2-3 minutos cada lado, até dourarem. Reserve para repousar.
- Em uma tigela, misture o iogurte, a hortelã e 2-3 colheres de chá de água.
- Quando o *pilaf* terminar de cozinhar, divida-o em dois pratos. Coloque as costeletas por cima e regue com o molho de iogurte.

DICA DA LIZ

Para servir este prato com uma salada, corte um tomate em gomos, coloque em uma tigela com ¼ de cebola roxa picada e um pedaço de 5 cm de pepino picado. Adicione uma espremida generosa de suco de limão, tempere e misture bem.

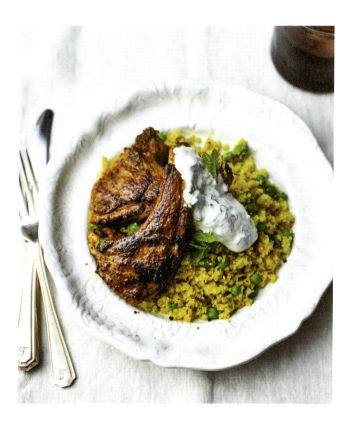

Pratos principais | 179

Truta grelhada com cozido de legumes

Acho difícil resistir a essa truta levemente assada, servida aqui com um *mix* de legumes também levemente cozidos para preservar os nutrientes. A vitamina D e a proteína da truta são excelentes, além da fibra e da vitamina C das batatas e das hortaliças verdes. Os aspargos levam o prêmio dos nutrientes, com vitaminas C e B6, ferro e cálcio, além de serem poderosos prebióticos amigos do intestino.

SG RENDE 2 PORÇÕES

488 calorias

2 colheres de sopa de azeite de oliva e mais um pouco para pincelar

Suco de ½ limão-siciliano (ou taiti)

Um pequeno punhado de folhas de manjericão e mais algumas para decorar

Sal marinho e pimenta-do-reino preta moída na hora

15 g de queijo pecorino ou parmesão ralado

300 g de batatas bolinhas cortadas em quatro

150 g de aspargos cortados na metade

4 talos de brócolis roxos ou brócolis comuns cortado ao meio

4 hastes de cebolinha picada

2 filés de truta de 150 g sem espinhas

- Preaqueça o forno.

- Em um liquidificador, bata o azeite, o suco de limão, o manjericão e uma colher de sopa de água, para fazer o molho. Tempere com a pimenta-do-reino (não é preciso acrescentar sal, pois o queijo já é bem salgado) e depois misture o queijo ralado.

- Em uma panela média, adicione água e coloque as batatas para cozinhar por 10-15 minutos, até começarem a ficar macias. Acrescente os aspargos, os talos de brócolis e a cebolinha. Tampe e cozinhe por mais 2-3 minutos, até os legumes ficarem macios.

- Pincele a truta com o azeite e tempere. Transfira para uma assadeira e asse no forno até ficar opaca por fora e cozida por dentro (o que deve levar aproximadamente 5 minutos).

- Escorra os legumes em um peneira e devolva-os à panela. Acrescente o molho, misture tudo e divida em dois pratos. Disponha a truta por cima e decore com algumas folhas de manjericão.

Frango à caçadora

Este caprichado cozido italiano tem sido transformador para a fase da menopausa, fornecendo uma rica quantidade de proteínas com o feijão-branco e o frango. O tomate cozido tem licopeno, o pimentão é repleto de betacaroteno e a couve contém cálcio, ômega 3 e 6.

RENDE 2 PORÇÕES · 311 calorias

2 coxas de frango sem pele
Sal marinho e pimenta-do-reino preta moída na hora
Pimenta-caiena para temperar
1 colher de sopa de azeite de oliva e mais um pouco para a couve kale
½ cebola pequena fatiada
2 dentes de alho fatiados
½ de cada: pimentões vermelho e amarelo, sem sementes e fatiados
100 g de cogumelos paris pequenos cortados na metade

½ lata de 400 g de tomate pelado picado
1 colher de sopa de extrato de tomate
150 ml de caldo de frango ou de legumes
½ lata de 400 g de feijão-branco drenado
6 azeitonas pretas ou verdes
2 ramos de tomilho
100 g de couve kale picada
Um pequeno punhado de manjericão ou salsinha picada

- Tempere o frango com sal, pimenta-do-reino e uma boa pitada de pimenta-caiena.

- Aqueça um fio de azeite em uma caçarola média e frite o frango dos dois lados, por 2-3 minutos, até dourar. Tire e reserve.

- Na mesma panela, acrescente o restante do azeite, a cebola, o alho, os pimentões e os cogumelos. Continue cozinhando em fogo brando a médio até que comecem a dourar. Refogue bem.

- Adicione o tomate pelado, o extrato de tomate e o caldo; em seguida, o feijão, as azeitonas e o tomilho. Devolva o frango à panela, mergulhando-o no molho, e tampe. Cozinhe em fogo brando por 30-40 minutos, até o frango ficar bem macio.

- Aproximadamente 10 minutos antes de o frango ficar pronto, preaqueça o forno. Coloque a couve em uma tigela e acrescente uma colher de chá de azeite. Esfregue o azeite nas folhas, para incorporar bem. Espalhe em uma assadeira e asse até ficar dourada e crocante. É importante você acompanhar bem de perto esta etapa, para que a couve não passe de um verde brilhante a um preto estorricado em um piscar de olhos.

- Quando o cozido estiver pronto, acrescente as ervas (manjericão ou salsinha). Divida em dois pratos, espalhe a couve por cima e sirva.

Pratos principais | 181

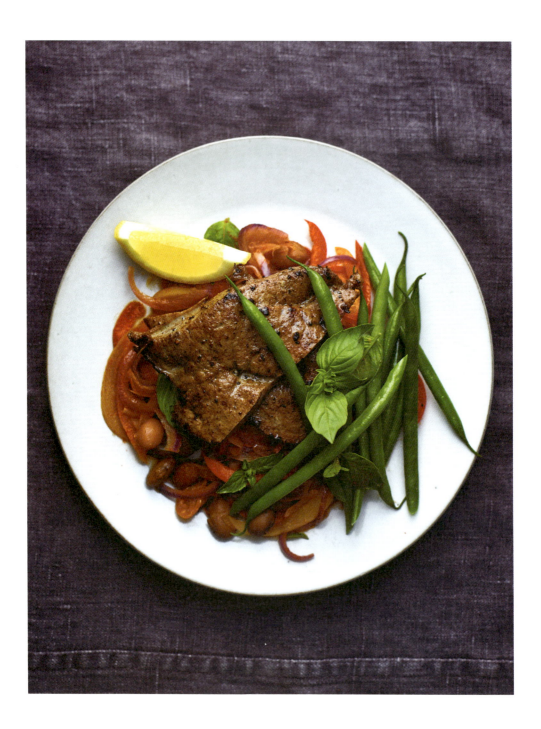

Fígado de vitelo com pimentão, cebola e feijão

Os sabores delicados deste prato dependem do uso de um fígado de vitelo orgânico e um cozimento suave. O fígado muitas vezes é negligenciado, mas eu o considero uma excelente fonte de ferro, que fornece energia e vitamina B. O feijão-rajado é rico em proteína e fibra, além de magnésio e potássio; já o pimentão fornece betacaroteno e muita vitamina C. Se preferir uma versão vegetariana, você pode substituir o fígado por tofu.

SL SG RENDE 2 PORÇÕES   370 calorias

4 colheres de chá de azeite de oliva	1 lata de 400 g de feijão-rajado drenado
1 cebola roxa pequena cortada finamente	Um pequeno punhado de manjericão fresco picado
½ de cada: pimentões vermelho, amarelo e laranja, sem sementes e fatiados	Sal marinho e pimenta-do-reino preta moída na hora
	1 colher de chá de vinagre balsâmico
1 dente de alho fatiado	250 g de fígado de vitelo cortado em duas partes
½ colher de chá de pimenta-caiena	150 g de vagem holandesa sem as pontas
1 colher de sopa de vinagre de maçã	½ limão-siciliano (ou taiti) cortado na metade

- Em uma panela média, aqueça uma colher de sopa de azeite e refogue a cebola em fogo brando por 5 minutos. Acrescente os pimentões, coloque uma colher de sopa de água e continue refogando por 10-15 minutos, mexendo de vez em quando.

- Acrescente o alho e a pimenta-caiena e cozinhe por 1-2 minutos, depois inclua o vinagre de maçã e cozinhe por mais 1-2 minutos. Adicione o feijão e a metade do manjericão, tempere e misture bem. Deixe cozinhar por mais alguns minutos, para o feijão esquentar.

- Coloque o restante do azeite em um prato e adicione o vinagre balsâmico. Deite as fatias de fígado na mistura e mexa para untá-las. Tempere bem.

- Aqueça uma frigideira grande em fogo médio. Adicione o fígado e frite-o por 2-3 minutos de um lado, depois vire e cozinhe o outro lado.

- Em uma panela pequena, coloque água para cozinhar a vagem. Deixe ferver por 3-5 minutos, até ficar macia.

- Divida o molho de feijão em dois pratos e, por cima, acomode o fígado, o líquido remanescente da frigideira e a vagem. Decore com o restante do manjericão e sirva com um gomo de limão para espremer por cima.

Pratos principais | 183

Batata-doce assada com feijão-preto

Não existem cores mais vibrantes do que as deste prato – além, é claro, de seus inúmeros nutrientes. A batata-doce fornece vitamina C e várias vitaminas do complexo B, sendo também uma valiosa fonte de fibra e potássio. O feijão-preto é rico em proteína, ferro e magnésio, e o abacate oferece gorduras boas que melhoram o aspecto da pele.

 RENDE 2 PORÇÕES — 400 calorias

- 2 batatas-doces alaranjadas (Beauregard) pequenas descascadas
- 2 colheres de chá de azeite de oliva
- ½ colher de chá de páprica defumada
- Sal marinho e pimenta-do-reino preta moída na hora
- ½ de cada: pimentões vermelho e verde, sem sementes e cortados em pedaços grandes
- 2 colheres de sopa de cebolinhas picadas em pedaços grandes
- ½ lata de 400 g de feijão-preto, drenado e lavado
- ½ abacate (avocado) picado
- Um pequeno punhado de salsinha picada
- 50 g de queijo feta esfarelado
- ½ limão taiti cortado ao meio

- Preaqueça o forno a 200 °C.

- Corte as batatas pela metade, no sentido do comprimento, fazendo cortes cruzados no lado de dentro de cada uma. Misture o azeite e a páprica defumada e pincele metade dessa mistura nas batatas. Distribua as batatas em uma assadeira, tempere e asse no forno por 15 minutos. Deixe um pouco desse azeite para as hortaliças.

- Depois de 15 minutos, coloque os pimentões e a cebolinha em um prato pequeno que possa ir ao forno e salpique o restante do azeite temperado. Misture bem no azeite e depois coloque no forno por baixo das batatas durante 30 minutos, até as batatas ficarem douradas e macias. Na metade do cozimento, mexa os legumes.

- Misture o feijão-preto nos legumes, com o abacate e a metade da salsinha. Divida as batatas entre dois pratos, cubra com a mistura de feijão, espalhe um pouco de queijo feta e o restante da salsinha. Sirva com um gomo de limão.

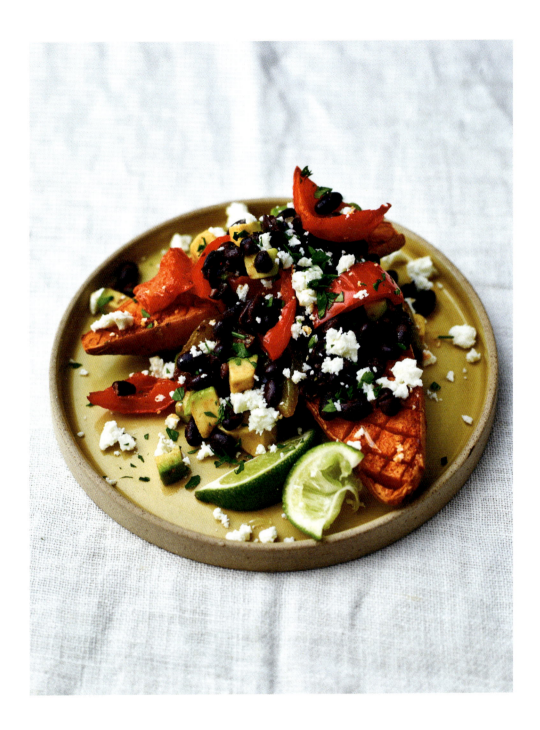

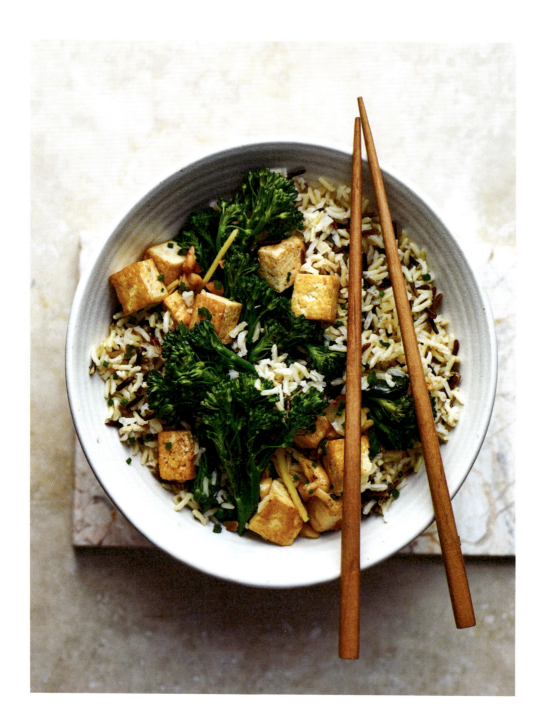

Brócolis, arroz integral e tofu

Para uma refeição vegetariana saborosa, crocante e cheia de nutrientes, este é o prato ideal! Feito de soja, o tofu é uma fonte vegetariana garantida de proteína, cálcio e ferro. Já os floretes de brócolis, quando refogados, conservam seu teor de vitamina C e cromo.

 RENDE 2 PORÇÕES   529 calorias

250 g de arroz basmati e selvagem integrais, bem lavados (suficiente para este prato e o Kedgeree rápido da página 191)
Uma pitada de sal marinho
1 colher de sopa de azeite de oliva
200 g de brócolis comuns cortados ao meio
2 dentes de alho fatiados
Um pedaço de 2 cm de gengibre, descascado e picado em tiras
1 colher de chá de óleo de gergelim torrado
15 g de castanha-de-caju picada
250 g de tofu firme, picado em pedaços de 2 cm
1 colher de sopa de molho de soja (shoyu)
Um pequeno punhado de cebolinha-francesa (*ciboulette*) picada finamente

- Coloque o arroz em uma panela e cubra com água fria. Adicione uma pitada de sal, tampe e deixe ferver por 20-25 minutos, até ficar macio.

- Quando estiver mais ou menos na metade do cozimento do arroz, aqueça o azeite de oliva em uma panela wok ou frigideira e refogue os brócolis por 3-4 minutos, até começarem a ficar macios. Misture o alho, o gengibre, o óleo de gergelim e as castanhas-de-caju. Cozinhe por 1 minuto.

- Adicione 2 colheres de sopa de água à panela, tampe e deixe cozinhar por 3-4 minutos, até os talos dos brócolis ficarem macios. Acrescente o tofu e o molho de soja e espalhe cebolinha por cima. Mexa por mais 1-2 minutos, para aquecer completamente o tofu.

- Divida metade do arroz integral em duas tigelas – e reserve a outra metade (ver dica a seguir). Complete com o refogado e sirva.

DICA DA LIZ

Esta receita rende arroz suficiente para dois pratos diferentes – o outro é o Kedgeree rápido, da página 191 deste arquivo. Distribua o arroz em um prato, para esfriar rapidamente (arroz quente atrai insetos!), depois coloque em um recipiente hermético e refrigere por até 2 dias.

Almôndegas de peito de peru e ervas ao molho de tomate e macarrão vegetal

Amo fazer almôndegas! Graças ao peito de peru, esta receita é ideal para um jantar leve, por ter poucas gorduras saturadas, mas muita proteína e vitaminas do complexo B, além de triptofano, um aminoácido que ajuda a melhorar o sono. A lentilha vermelha está no grupo de leguminosas ricas em nutrientes – uma excelente fonte de fibra, proteína e boro, ótima para a saúde dos ossos; já a L-lisina, um aminoácido essencial, ajuda na absorção de cálcio.

RENDE 2 PORÇÕES   380 calorias

Para o molho:
1 colher de sopa de azeite de oliva
1 chalota picada finamente
1 cenoura pequena picada finamente
1 talo pequeno de salsão picado finamente
1 dente de alho
½ lata de 400 g de tomate pelado
25 g de lentilha vermelha
300 ml de caldo quente (de sua preferência)

Para as almôndegas:
250 g de peito de peru picado
Um pequeno punhado de ervas frescas picadas
    (como salsinha, manjericão, tomilho e alecrim) e
    mais algumas folhas de manjericão para servir
Sal marinho e pimenta-do-reino preta moída na hora
25 g de farelo de pão de fermentação natural
    (farinha de pão granulada)
10 g de queijo parmesão ralado

Para o macarrão vegetal:
1 abobrinha (aproximadamente 175-200 g)
¼-½ abóbora-cheirosa ou cenoura
    (cerca de 175-200 g)

- Primeiro, prepare as almôndegas. Coloque o peito de peru e as ervas em um processador de alimentos. Tempere bem e bata até que fiquem finamente picados. Acrescente o farelo de pão e o queijo parmesão e bata de novo, para misturar rapidamente.

- Forme 8 bolinhas com essa mistura e reserve.

- Em uma panela média, aqueça o azeite e refogue a chalota, a cenoura, o salsão e o alho por 5 minutos. Acrescente o tomate, a lentilha e o caldo. Refogue bem e cozinhe com a panela tampada, por 15 minutos, até a lentilha ficar macia.

- Coloque as almôndegas no molho e cozinhe por 3-5 minutos. Vire e cozinhe novamente por mais 3-5 minutos.

- Enquanto isso, use um cortador de legumes em espiral (espiralizador) para transformar a abobrinha e a abóbora ou a cenoura em macarrão.
- Coloque água em uma panela média para ferver e acrescente uma pitada de sal. Assim que levantar fervura, coloque o macarrão de legumes. Cozinhe por 2-3 minutos e depois escorra bem.
- Divida o macarrão em dois pratos, coloque as almôndegas por cima e, em seguida, o molho. Decore com algumas folhas de manjericão para servir.

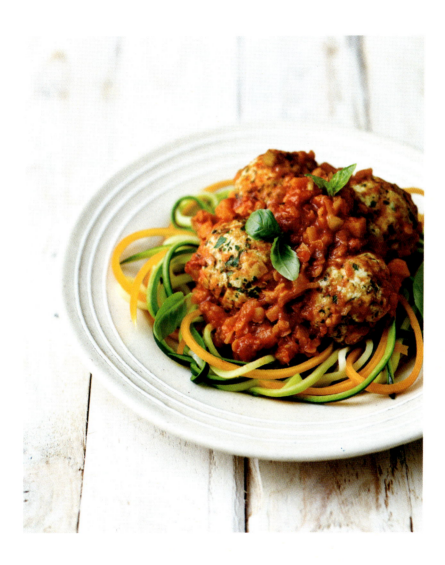

Pratos principais | 189

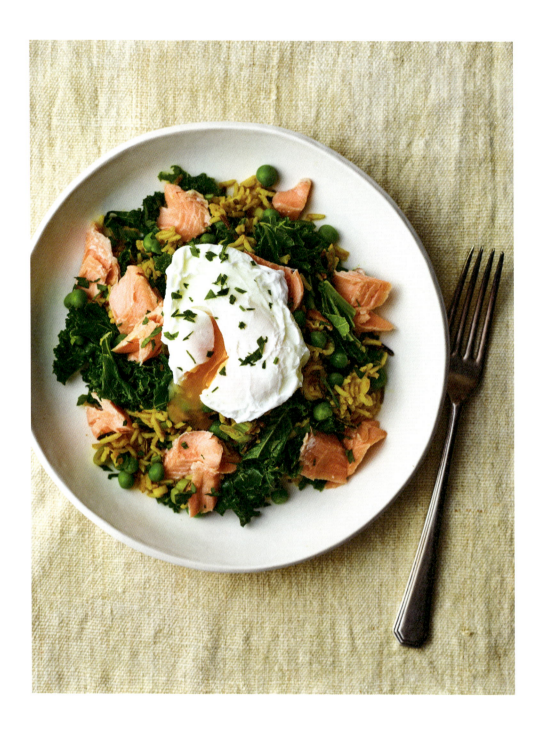

Kedgeree rápido

Para um prato leve e nutritivo, eis aqui a minha versão de kedgeree, que inclui a couve como fonte de vitamina C. O kedgeree é um prato tradicional inglês inspirado no *kitchari* indiano. Além da textura, utilizo arroz integral por conter cromo, e arroz selvagem por conter magnésio. Como todo peixe gorduroso, a truta oferece ômega 3 e vitamina D, e os ovos contêm proteína, biotina e cromo. A cúrcuma dá ao prato o seu toque especial e melhora a saúde do intestino.

SG RENDE 2 PORÇÕES   400 calorias

150 g de ervilha congelada (descongelar)
100 g de couve kale picada
15 g de manteiga
2 hastes de cebolinhas picadas
1 colher de chá de cúrcuma
1 colher de chá de curry em pó (suave ou médio)

Sal marinho e pimenta-do-reino preta moída na hora
Arroz basmati e selvagem que sobrar (ver a receita de Brócolis, arroz integral e tofu, na página 187)
2 ovos médios
Um pequeno punhado de salsinha picada
125 g de filés de truta defumada esfarelados

- Coloque a ervilha e a couve em uma tigela grande. Despeje água fervente o suficiente para cobri-las. Deixe por 2 minutos e depois escoe bem.

- Encha até a metade uma panela média com água, tampe e deixe ferver.

- Em outra panela, derreta a manteiga e acrescente a cebolinha, a cúrcuma, o curry e uma colher de sopa de água. Tempere e refogue por aproximadamente 3 minutos, até dourar a cebolinha.

- Acrescente o arroz, a ervilha e a couve e misture tudo. Adicione 2 colheres de sopa de água, mexa de novo, tampe e mantenha em fogo brando, para cozinhar no vapor.

- Quando a água ferver, baixe o fogo. Quebre um ovo em um copo e despeje-o cuidadosamente na panela com água fervente. Faça o mesmo com o outro ovo. Deixe cozinhar por 2-3 minutos, até a clara ficar branca e a gema continuar mole. Retire-os cuidadosamente com uma escumadeira e escorra bem.

- Use um garfo para soltar bem o arroz e depois acrescente a salsinha e a truta defumada picada. Divida em dois pratos, coloque os ovos por cima e sirva.

Pratos principais | 191

Almôndegas vegetarianas de brócolis e castanhas

Como disse, adoro fazer almôndegas. Por isso, também decidi criar uma versão vegetariana bem saborosa e interessante para a fase da menopausa... E aqui está um prato cheio de proteínas! A farinha de soja e as castanhas são ricas em proteína. Além de proteico, os brócolis também têm muita vitamina C, melhorando a saúde da pele e a produção de colágeno.

  RENDE 2 PORÇÕES — 470 calorias

Para as almôndegas de brócolis:
200 g de brócolis picados grosseiramente
25 g de farinha de soja
15 g de amêndoas inteiras com pele
15 g de castanhas-do-pará
1 colher de chá de semente de linhaça
1 pimenta chilli picada
1 colher de chá de cúrcuma
2-3 colheres de sopa de salsinha picada
15 g de queijo parmesão fresco ralado
2-3 colheres de sopa de ovo batido

Para o acompanhamento:
3 a 4 colheres de chá de azeite de oliva
2 batatas-doces alaranjadas (Beauregard) pequenas, cortadas em palitos grossos
Sal marinho e pimenta-do-reino preta moída na hora
1 colher de chá de vinagre de vinho tinto
½ abacate (avocado) picado
100 g de tomates-cereja cortados em 4
2 colheres de sopa de salsinha fresca picada
6 azeitonas

- Preaqueça o forno a 200 °C.
- Forre uma assadeira com papel-manteiga. Em uma panela grande, cozinhe os brócolis por 2-3 minutos, até começar a ficar macio. Escoe bem.
- Bata a farinha de soja, as castanhas, as amêndoas, as sementes de linhaça, a pimenta chilli, a cúrcuma e a salsinha em um processador de alimentos. Em seguida, acrescente os brócolis, o queijo e o ovo. Bata novamente até incorporar tudo.
- Use uma colher de chá para pegar montinhos da mistura. Faça bolinhas rudimentares usando outra colher e coloque-as no papel-manteiga. Faça o mesmo com o restante da mistura, formando entre 10-12 bolinhas, bem espaçadas na assadeira.
- Adicione 2 colheres de chá de azeite em outra assadeira e coloque as batatas. Tempere e misture bem antes de levar ao forno junto com a assadeira das almôndegas. Asse por 20-25 minutos.
- Enquanto isso, em uma tigela, coloque o restante do azeite, o vinagre, o abacate, o tomate, a salsinha e as azeitonas. Misture tudo e reserve.
- Quando as batatas estiverem prontas e as almôndegas já cozidas por dentro, divida em dois pratos. Coloque a salada de abacate como acompanhamento e sirva.

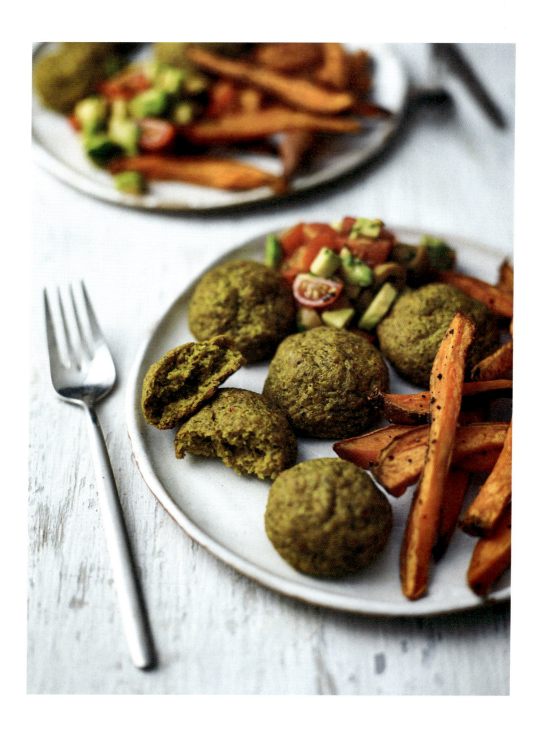

Pratos principais | 193

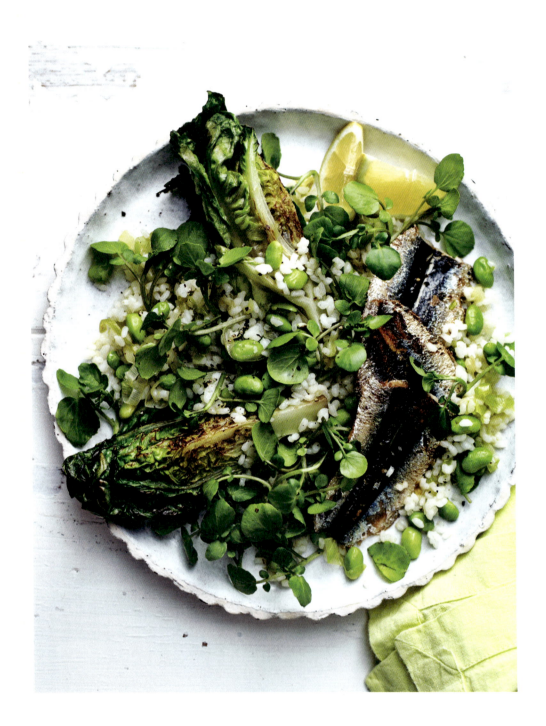

Sardinhas grelhadas e salada refrescante de verão

As sardinhas são ricas fontes de ômega 3 – se elas forem pequenas, também gosto de comer as espinhas, para absorver mais cálcio! Em relação ao arroz, prefira o integral como carboidrato alternativo à batata, pois tem baixo índice glicêmico e sabor muito agradável. Se não estiver familiarizada, tente experimentar. Para adicionar ferro e magnésio ao prato, acrescente o agrião e a soja verde (edamame).

SG RENDE 2 PORÇÕES   400 calorias

80 g de arroz integral

4-6 sardinhas, limpas e abertas

2 colheres de chá de azeite de oliva e mais um
   pouco para pincelar

Sal marinho e pimenta-do-reino preta moída na hora

1 alho-poró pequeno fatiado

100 g de soja verde congelada (edamame)

1 minialface-romana cortada ao meio; cada
   metade cortada no sentido do comprimento
   em 3-4 partes

10 g de manteiga

1 limão-siciliano (ou taiti) cortado ao meio

25 g de agrião picado e mais algumas folhas
   para decorar

- Coloque o arroz em uma panela e acrescente 225 ml de água fervente. Tampe e deixe cozinhar em fogo brando por 20-25 minutos, até ficar macio.

- Pincele as sardinhas com um pouco de azeite de oliva e tempere bem. Preaqueça o forno.

- Aproximadamente 10 minutos antes de o arroz ficar pronto, aqueça o azeite em uma panela e refogue o alho-poró durante 5 minutos, até dourar. Acrescente a soja e a minialface e cozinhe por mais 1-2 minutos. Adicione a manteiga e misture bem. Continue cozinhando até a minialface amaciar e começar a dourar.

- Disponha as sardinhas em uma assadeira e asse até dourar.

- Solte o arroz com um garfo e incorpore-o ao refogado. Esprema o suco de meio limão e misture o agrião. Prove para verificar o tempero.

- Corte o outro meio limão pela metade. Divida a salada de arroz em dois pratos, coloque as sardinhas por cima e sirva com mais alguns ramos de agrião e um gomo de limão.

Frango assado fácil

É fácil associar frango assado com batata assada, mas aqui substituí a batata pela beterraba, uma raiz com baixo índice glicêmico e rica em ferro. A lentilha, por sua vez, oferece a tão necessária fibra e o aminoácido L-lisina. Além disso, as ervas frescas dão um sabor delicioso para esse almoço rico em proteína e com baixo teor de gordura.

RENDE 2 PORÇÕES   560 calorias

2 colheres de sopa de azeite de oliva

Um ramo de alecrim e outro de tomilho, com as folhas picadas

Sal marinho e pimenta-do-reino preta moída na hora

150 g de nabos pequenos, cortados ao meio (se forem grandes)

125 g de beterrabas pequenas cortadas ao meio (ou em quartos, se forem grandes)

125 g de cenoura

2 peitos de frango orgânico de 150 g, com pele

75 g de lentilha Puy (francesa) seca

Um pequeno punhado de ervas frescas, como cebolinha-francesa (*ciboulette*), salsinha e manjericão

Para o molho:

1 colher de chá de azeite de oliva

10 g de manteiga

½ cebola roxa em fatias finas

1 colher de chá de farinha de soja

200 ml de caldo leve de frango

½ colher de chá de mostarda Dijon (opcional)

- Preaqueça o forno a 200 °C.

- Coloque o azeite em uma tigela pequena e acrescente as ervas frescas picadas e uma colher de sopa de água. Tempere bem. Besunte os legumes com a mistura de azeite com ervas e, em seguida, transfira tudo para uma assadeira pequena. Coloque o frango na tigela e revire-o no que sobrou do azeite com ervas.

- Leve os legumes ao forno e asse por 20-30 minutos. Enquanto isso, aqueça uma frigideira. Coloque o frango com a pele para baixo e frite por 2-3 minutos, até dourar. Vire e frite o outro lado por 1 minuto. Coloque-o por cima dos legumes e asse no forno por 15-20 minutos, até cozinhar por dentro. O tempo varia, dependendo da espessura dos filés de frango – para ver se estão prontos, espete o meio com uma faca afiada para verificar se não sai um líquido rosado ou se não está rosado por dentro. Reserve a frigideira para fazer o molho.

- Encha uma panela com água fria suficiente para cobrir a lentilha. Tampe e coloque para ferver. Cozinhe por 20-25 minutos, até a lentilha ficar macia. Reserve.

- Para fazer o molho, aqueça o azeite e a manteiga na frigideira que você usou para o frango e refogue a cebola por 5 minutos, até dourar. Acrescente a farinha de soja e cozinhe por mais 1 minuto. Acrescente o caldo e deixe cozinhar por 5 minutos, até apurar. Acrescente a mostarda, se estiver usando.

- Escoe a lentilha, devolva à panela e misture com as ervas e mais 1-2 colheres de sopa do molho. Divida entre dois pratos. Por cima, coloque os legumes e o frango, despeje o restante do molho e sirva.

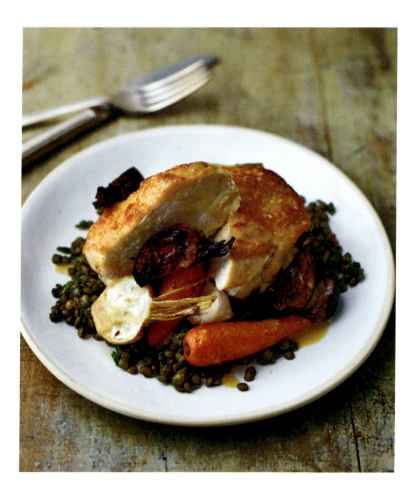

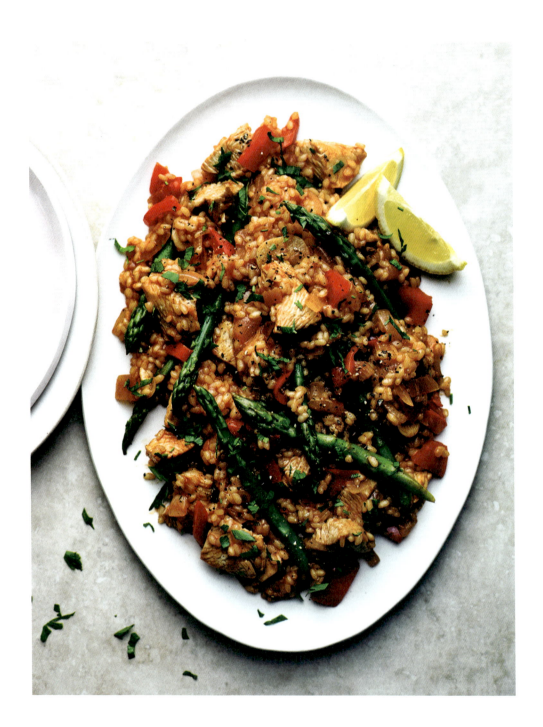

Arroz defumado com peito de peru, pimentão vermelho e aspargos

Este prato é intenso no sabor e nos nutrientes – e é outro prato ideal para o jantar, já que o peito de peru tem triptofano, um aminoácido que ajuda no sono. O arroz integral tem baixo índice glicêmico e é fonte de biotina.

SL RENDE 2 PORÇÕES 529 calorias

1 colher de sopa de azeite de oliva

½ limão-siciliano cortado ao meio

1 colher de chá de páprica defumada

Um ramo de tomilho, só as folhas

250 g de peito de peru cortado em pedaços grandes

Sal marinho e pimenta-do-reino preta moída na hora

1 cebola roxa pequena picada em pedaços grandes

½ pimentão vermelho, sem sementes e cortado grosseiramente

1 dente de alho fatiado

150 g de arroz integral

500 ml de caldo leve de frango

1 colher de chá de extrato de tomate

100 g de aspargos (ou brócolis comuns) cortados ao meio

Um pequeno punhado de salsinha fresca picada

- Coloque uma colher de chá de azeite em um prato raso. Esprema ¼ do limão e acrescente metade da páprica, o tomilho e o peru. Tempere e misture tudo.

- Aqueça o restante do azeite em uma panela e refogue a cebola, o pimentão e o alho em fogo brando a médio por aproximadamente 8 minutos, até dourarem.

- Acrescente o restante da páprica e cozinhe por mais 1-2 minutos. Misture o peru e o arroz e cozinhe por mais 1-2 minutos.

- Misture o caldo e o extrato de tomate e depois acrescente-os na panela de arroz. Mexa o suficiente para misturar tudo, tampe deixando uma fresta e cozinhe por 30 minutos, ou até o arroz ficar macio. Depois de 20 minutos, espalhe os aspargos (ou brócolis) por cima e continue cozinhando.

- Verifique se o arroz está cozido e misture metade da salsinha. Coloque o arroz em uma travessa, decore com mais um pouco de salsinha e sirva com uma espremida de limão por cima.

Pratos principais | 199

Caldo de carne ao estilo asiático

Adoro este caldo de carne, que tem característica da culinária asiática graças ao sabor picante da arame, uma alga marinha da família das kelps (algas marrons), que acelera o metabolismo em razão de seu alto teor de iodo. A costelinha, boa para os ossos, é uma fonte concentrada de proteína e também oferece as vitaminas B6 e B12.

SL RENDE 2 PORÇÕES   202 calorias

2 costelinhas bovinas orgânicas
10 g de alga arame seca
2 colheres de sopa de pasta de
   soja fermentada (missô)
½ colher de chá de pimenta-do-reino branca moída

1 pimenta chilli cortada em fatias finas
1 acelga chinesa (bok choy) picada
   grosseiramente
½ pimentão vermelho sem sementes e fatiado
2 colheres de sopa de cebolinhas cortadas em
   fatias finas

- Preaqueça o forno a 170 °C.

- Coloque as costelinhas em uma caçarola média que possa ir ao forno, despeje 1 litro de água fria e tampe. Em fogo médio, coloque para ferver. Assim que a água estiver fervendo, leve a caçarola ao forno e cozinhe por 3 horas, até a carne ficar macia.

- Enquanto a carne estiver cozinhando, coloque as algas em uma tigela, cubra com água fria e deixe de molho por 10 minutos. Em seguida, escoe bem.

- Tire as costelinhas do caldo e deixe esfriar um pouco antes de desfiar a carne. Devolva no caldo e acrescente a pasta de soja e a pimenta-do-reino branca.

- Adicione a pimenta chilli, a acelga chinesa, o pimentão, a cebolinha e as algas e deixe a panela em fogo médio. Cozinhe por 3-5 minutos, até começarem a ficar macias.

- Divida em duas tigelas e sirva.

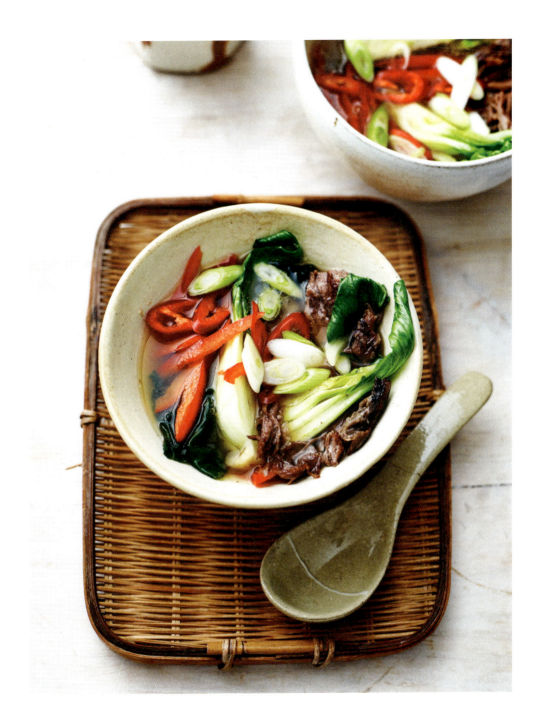

Pratos principais | 201

SOBREMESAS E GULOSEIMAS

Peras assadas com crumble de nozes

Minha família adora esta alternativa ao crumble tradicional, por seus sabores suavemente adocicados – para mim, é uma receita que tem o bônus dos ingredientes superbenéficos para a saúde. As peras contêm boro, um mineral importante para a saúde dos ossos, ajudando a prevenir a osteoporose e a trombose. O gengibre, por sua vez, fortalece o sistema imunológico e a circulação. A cobertura de nozes inclui uma ótima fonte de vitamina D e a aveia adiciona fibra solúvel à receita.

v RENDE 2 PORÇÕES   296 calorias

2 peras cortadas ao meio ou em 4,
   sem o endocarpo (parte central)
Suco de ½ laranja
1 colher de sopa de mel, xilitol ou estévia
1 pedaço de 1 cm de gengibre fresco,
   descascado e cortado em tiras pequenas
Iogurte fresco natural para servir

Para o crumble de nozes:
20 g de manteiga gelada
20 g de farinha de espelta
10 g de aveia
15 g de nozes picadas
½ colher de chá de canela em pó
20 g de mel

- Preaqueça o forno a 200 °C.

- Primeiramente, prepare o crumble de nozes. Esfregue a manteiga e a farinha em uma tigela (obtendo uma farofa grossa). Acrescente a aveia, as nozes e a canela, misture delicadamente até ficar homogêneo. Adicione o mel.

- Forre uma assadeira com papel-manteiga e espalhe a massa do crumble por cima.

- Disponha as peras em um recipiente que possa ir ao forno. Misture o suco de laranja, o mel (xilitol ou estévia) e o gengibre e despeje por cima. Leve ao forno por 20-30 minutos, até ficarem macias.

- Coloque a mistura do crumble no forno, em uma prateleira abaixo das peras, e asse por 10-12 minutos, até dourar. Reserve para esfriar.

- Divida as peras em dois pratos com um pouco do líquido – se preferir, pode deixar o gengibre de fora (ele é só para adicionar sabor à calda). Esfarele o crumble grosseiramente por cima e espalhe. Sirva com uma colherada de iogurte fresco natural.

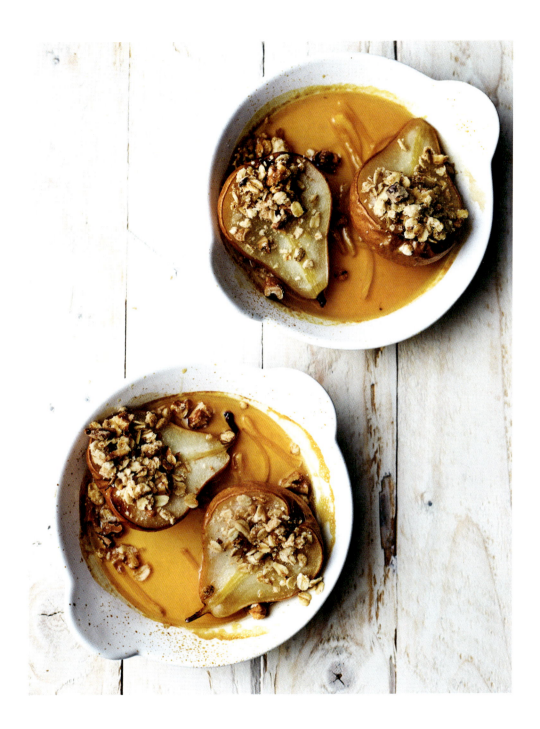

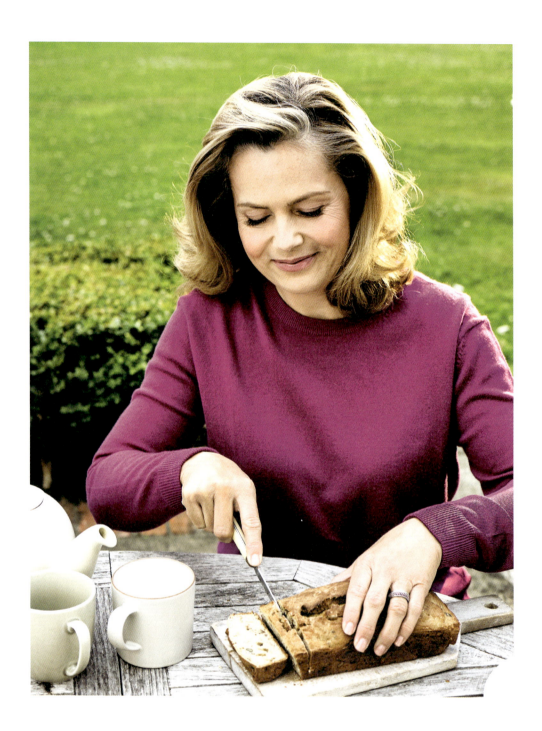

Pão de sementes

Este pão enriquecido é cheio de castanhas e sementes. É o meu pão favorito e uma fatia costuma ser suficiente. Em relação à digestão, as farinhas de espelta e de soja são excelentes alternativas ao trigo comum – muitos acham a espelta mais fácil de digerir. A farinha de soja é rica em magnésio.

 RENDE 8-10 FATIAS   210–167 calorias

Para o fermento rápido:
½ colher de chá de fermento biológico seco
½ colher de chá de mel
1 colher de sopa de farinha de espelta
50 ml de água morna

Para o pão:
300 g de farinha de espelta
50 g de farinha de soja
30 g de sementes e castanhas mistas picadas (como sementes de linhaça e de girassol e amêndoas em lascas ou nozes picadas)
½ colher de chá de sal marinho
1 colher de sopa de azeite de oliva

- No mínimo 2 horas e no máximo 8 horas antes, prepare o fermento. Coloque os ingredientes em um pote limpo de conserva. Mexa tudo, tampe e reserve, para ativar o fermento.
- Preaqueça o forno a 210 °C. Unte uma forma de pão (com 17 × 8 cm de base e 6 cm de altura) e forre com papel-manteiga.
- Peneire as farinhas em uma tigela grande e acrescente as sementes, as castanhas e o sal marinho. Mexa tudo. Faça um buraco no meio e despeje o fermento. Acrescente o azeite, 250-275 ml de água morna e misture tudo. A massa vai ficar mais mole do que uma massa de pão comum, parecendo mais uma massa espessa para panquecas.
- Despeje a massa na forma untada e leve ao forno. Asse por 50-60 minutos. Para checar se o pão está pronto, tire-o da forma com cuidado e dê uma pequena batida no fundo dele – se fizer barulho oco, está pronto. Coloque para esfriar antes de fatiá-lo.

DICA DA LIZ

Conserve este pão bem embrulhado em filme plástico por até 3 dias. Para congelar, embrulhe em filme plástico e congele por até 1 mês. Tire-o do congelador uma noite antes de quando for consumi-lo, para dar tempo de descongelar.

Sobremesas e guloseimas

Muffins não muito doces

O sabor sutil e adocicado desses muffins é uma alternativa deliciosa às variedades enjoativas e excessivamente açucaradas disponíveis no mercado. Esses muffins não têm adição de açúcar e são ricos em nutrientes – desde a fibra da farinha de espelta ao ferro dos damascos secos, até as sementes de abóbora, que são ótimas fontes de zinco.

V RENDE 6 MUFFINS   216 calorias

1 maçã ou pera ralada	1 colher de chá de fermento químico em pó
50 g de queijo cheddar inglês ralado	2 colheres de sopa de azeite de oliva
1 colher de sopa de sementes de abóbora	125 g de iogurte fresco natural
1 colher de chá de sementes de girassol	1 ovo médio
2 damascos secos picados finamente	1 colher de sopa de mel, xilitol
125 g de farinha de espelta	ou estévia (opcional)

- Preaqueça o forno a 200 °C. Em uma assadeira, disponha 6 forminhas de papel para muffins.

- Em uma tigela, misture bem a maçã ou a pera, o queijo, as sementes, os damascos, a farinha e o fermento. Verifique se não ficaram aglomerados dos ingredientes ralados – você pode usar um garfo para desmanchá-los, se for preciso. Abra um buraco no meio.

- Em outro recipiente, misture o azeite, o iogurte, o ovo e o mel (xilitol ou estévia, se estiver usando), até ficar homogêneo.

- Despeje toda a mistura líquida no meio da mistura seca e, rapidamente e com habilidade, amasse todos os ingredientes até se misturarem bem. Não sove demais a massa, pois isso pode deixá-la pesada; não tem problema se ainda houver algumas pelotas de farinha no meio.

- Coloque a massa nas forminhas e asse por 20-25 minutos, até crescer e dourar. Verifique se os muffins estão prontos inserindo um palito no meio. Se o palito sair limpo, estão prontos. Deixe esfriar e sirva.

DICA DA LIZ

Depois de frios, congele os muffins que sobrarem, embrulhando-os em filme plástico e congelando-os por até 1 mês. Tire do congelador e deixe descongelando uma noite antes de consumi-los.

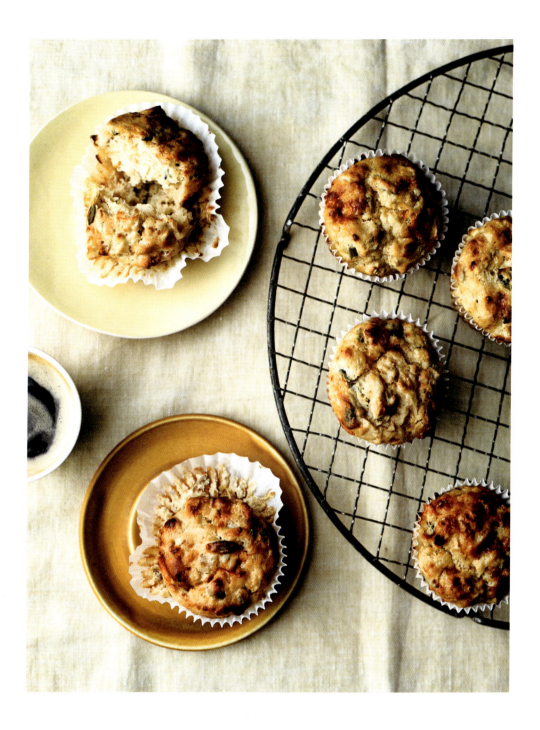

Sobremesas e guloseimas | 209

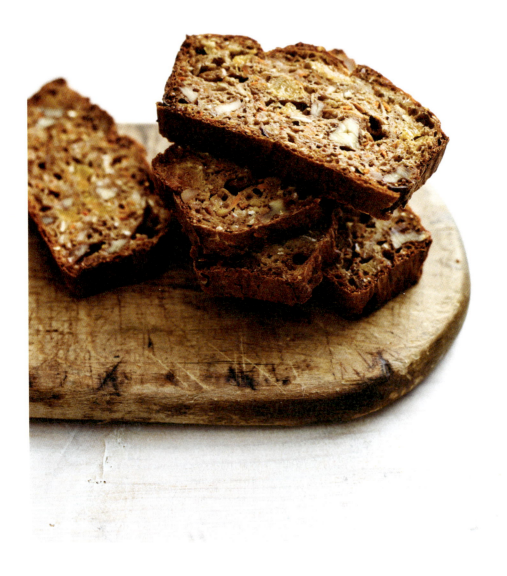

Pãozinho de chá-preto

Uma simples mordida neste pão revela o quão maravilhosamente saudável e nutritivo ele é – com suas frutas e oleaginosas! Por onde começar com os nutrientes? As frutas secas fornecem muitas fibras (os damascos contêm ferro e as tâmaras fornecem boro) e as nozes são fonte de cálcio e vitamina D. Há ainda as sementes de linhaça, que são fantásticas para a pele e para a digestão, além de ricas em fitoestrógenos.

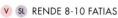 RENDE 8-10 FATIAS   117–93 calorias

4 tâmaras secas picadas
4 figos secos picados
4 damascos secos picados
6 castanhas-do-pará picadas
6 nozes picadas
2 colheres de sopa de sementes de linhaça
150 ml de chá-preto Earl Grey recém-coado

1 cenoura (cerca de 100 g) ralada
1 colher de sopa de coco ralado sem açúcar
1 colher de chá de canela em pó
150 g de farinha de espelta
1 colher de chá de fermento químico em pó
1 ovo médio batido
125 ml de leite de soja

- Uma noite antes de preparar o pão (ou 8 horas antes, no mínimo), coloque as frutas secas (tâmaras, figos, damascos), as oleaginosas (castanhas e nozes) e as sementes de linhaça em uma tigela. Despeje o chá por cima e deixe de molho. Até o momento de preparo do pão, as frutas terão absorvido todo o chá.

- No momento de preparo do pão, preaqueça o forno a 200 °C. Forre uma forma de pão de 450 g com papel-manteiga.

- Acrescente a cenoura, o coco, a canela, a farinha, o fermento químico em pó, o ovo e o leite de soja na tigela com a mistura de frutas secas, castanhas e linhaça. Mexa bem. Coloque a massa na forma e leve ao forno por 45 minutos.

- Reduza para 180 °C e deixe assando por mais 30-45 minutos, ou até inserir um palito no meio e ele sair limpo.

- Desenforme com cuidado e deixe esfriar antes de fatiá-lo.

Potinhos de chocolate e coco

Quem consegue resistir a essa sobremesa dos deuses? Minhas amigas adoram o sabor intenso dessa receita, especialmente por seus ingredientes saudáveis. Se você for uma das poucas azaradas que sofre de enxaqueca ao comer chocolate amargo, tome cuidado e consuma de preferência no almoço, para evitar que o teor de cafeína interfira no sono.

 RENDE 2 POTINHOS   381 calorias

35 g de chocolate amargo (85% cacau) picado
6 colheres de sopa de creme de coco
1 colher de chá de óleo de coco

1 colher de sopa de mel ou xarope de tâmara
1 ovo orgânico médio, com gema e clara separadas
15 g de coco queimado ralado sem açúcar

- Coloque o chocolate em uma tigela com 4 colheres de sopa do creme de coco, o óleo de coco e o mel ou xarope de tâmara. Leve a tigela sobre uma panela de água fervente, tomando cuidado para que a base da tigela não encoste na água. Deixe aquecendo até o chocolate derreter. Você também pode fazer isso na potência mínima do micro-ondas.
- Acrescente a gema do ovo à mistura e mexa lentamente.
- Bata a clara do ovo em outra tigela até ficar em ponto de neve. Em seguida, acrescente-a delicadamente à mistura de chocolate.
- Divida entre dois potinhos e refrigere por 2 horas, até ficar com consistência mais firme.
- Sirva com cobertura do creme de coco restante e decore com coco ralado.

DICA DA LIZ
Você também pode servir com alguns nibs de cacau espalhados por cima.

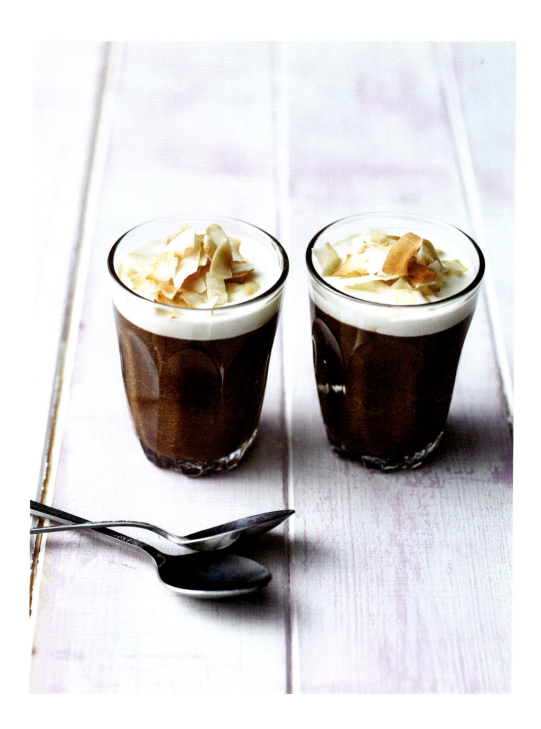

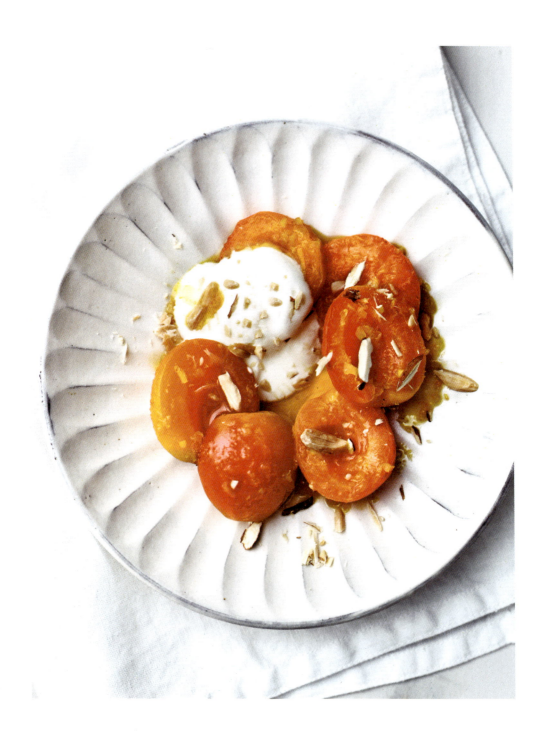

214 | Sobremesas e guloseimas

Damascos *poché* simples

Esta linda sobremesa preenche todos os requisitos de ser doce e ao mesmo tempo nutritiva. Os damascos frescos são repletos de ferro, fibra e vitamina C, além de também serem uma das frutas com menor quantidade de frutose (o açúcar natural das frutas). Sempre que posso, acrescento gengibre fresco aos pratos, pois ele ajuda muito o sistema imunológico e é um anti-inflamatório tão potente quanto a cúrcuma, sua prima.

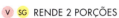 RENDE 2 PORÇÕES   215 calorias

2 colheres de sopa de mel
Raspas da casca e suco de 1 laranja
1 pedaço de 4 cm de gengibre fresco, descascado e picado

6 damascos cortados ao meio e sem caroço (se utilizar damascos secos, antes hidrate-os por cerca de 6 horas)
2 colheres de sopa de iogurte grego fresco natural
8 amêndoas inteiras e com pele, picadas grosseiramente

- Em uma panela pequena, coloque o mel, as raspas da casca e o suco da laranja e o gengibre. Acrescente os damascos e 200 ml de água. Deixe ferver por 5 minutos.
- Retire os damascos e reserve. Cozinhe o líquido em fogo médio, até ficar como um xarope. Isso vai levar aproximadamente 4-5 minutos.
- Divida os damascos entre duas tigelas, regue com um pouco do xarope, cubra com o iogurte e as amêndoas e sirva.

DICA DA LIZ

Para ter uma dose extra de um poderoso probiótico, misture 1-2 colheres de sopa de kefir no iogurte (ver página 220).

Montinho de verão com frutas vermelhas

Esta maravilhosa sobremesa de verão foi modernizada para uma versão mais saudável: a farinha de espelta contém ferro e magnésio e o gérmen de trigo incrementa o teor de fibras. É uma sobremesa que não leva açúcar refinado e tem apenas gorduras saudáveis (na forma de azeite de oliva), enquanto as frutas vermelhas são imbatíveis na vitamina C e nos antioxidantes.

 RENDE 2 PORÇÕES   507 calorias

Para a base de frutas:
250 g de frutas vermelhas congeladas
1 colher de sopa de mel cru e orgânico
1 colher de chá de canela em pó
1 colher de chá de amido de milho

Para a massa:
50 ml de azeite de oliva
1 ovo médio
35 g de mel cru
1 colher de chá de essência de baunilha
50 g de farinha de espelta
1 colher de sopa de gérmen de trigo
½ colher de chá de fermento químico em pó
15 g de avelãs picadas finamente
Iogurte tipo grego natural fresco, para servir

- Preaqueça o forno a 200 °C.
- Em uma panela, coloque as frutas vermelhas e acrescente 50 ml de água, o mel e a canela. Cozinhe em fogo médio até começar a formar uma calda. Em uma tigela pequena, misture o amido de milho e uma colher de sopa de água, mexendo até incorporar bem. Despeje essa mistura na panela com as frutas vermelhas. Ferva por 1-2 minutos, até que a calda engrosse um pouco. Transfira para um refratário pequeno que possa ir ao forno e reserve.
- Coloque o azeite de oliva, o ovo, o mel e a essência de baunilha em uma tigela e bata até incorporar tudo. Acrescente a farinha, o gérmen de trigo, o fermento químico em pó e metade das avelãs.
- Despeje essa mistura sobre a calda com frutas vermelhas. A massa estará um pouco líquida, mas não se preocupe, é para ficar assim mesmo. Espalhe por cima o restante das avelãs e coloque o refratário em uma assadeira. Leve tudo ao forno e asse por 18-20 minutos, até a massa ficar bem dourada em cima. Sirva com uma colherada de iogurte grego.

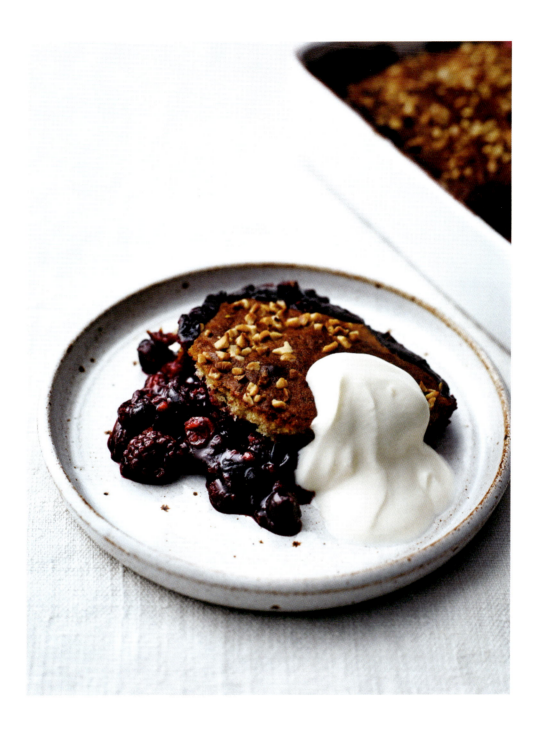

Sobremesas e guloseimas | 217

BEBIDAS

Kefir

Sou muito fã dos probióticos! Entre as formas mais simples de aumentar as bactérias benéficas no nosso intestino, uma delas é consumindo kefir. A princípio, você pode estranhar o sabor desse iogurte (especialmente se armazená-lo por muito tempo, pois o sabor fica mais marcante), mas confie em mim: você se sentirá ótima.

É uma bebida que não só aumenta radicalmente as bactérias benéficas do intestino como também ajuda a curar doenças inflamatórias, incluindo eczema e rosácea, que podem piorar em épocas de mudanças hormonais. O tipo mais eficaz de kefir é feito com leite de origem animal (vaca, cabra ou ovelha), mas você também pode usar leite de coco (aquele que vem em embalagens longa-vida, não em vidrinhos) ou de aveia.

  RENDE CERCA DE 1 LITRO   126 calorias por porção de 200ml

| Um sachê de 5 g de cultura de arranque para kefir (cultura *starter*) | 1 litro de leite de alta qualidade (uso o leite orgânico) |

- Comece misturando um pouco do leite com o pó de arranque, para dissolver. Mexa por 10 minutos para misturar todas as culturas no leite. Em seguida, acrescente o restante do leite e mexa por mais 10 minutos. Sim: você precisa mesmo mexer todo esse tempo, para combinar todas as culturas e evitar que a mistura empelote ao fermentar. Particularmente, acho esse processo terapêutico, faço ouvindo músicas ou meus podcasts favoritos.

- Cubra com um pano e reserve em temperatura ambiente por aproximadamente 12 horas (costumo deixar o meu de um dia para o outro). Quando estiver pronto, o kefir terá engrossado um pouco. Mexa bem e despeje em um recipiente com tampa, para guardar no refrigerador. Ele dura até uma semana, mas o sabor ficará mais intenso. Não deixe de experimentar!

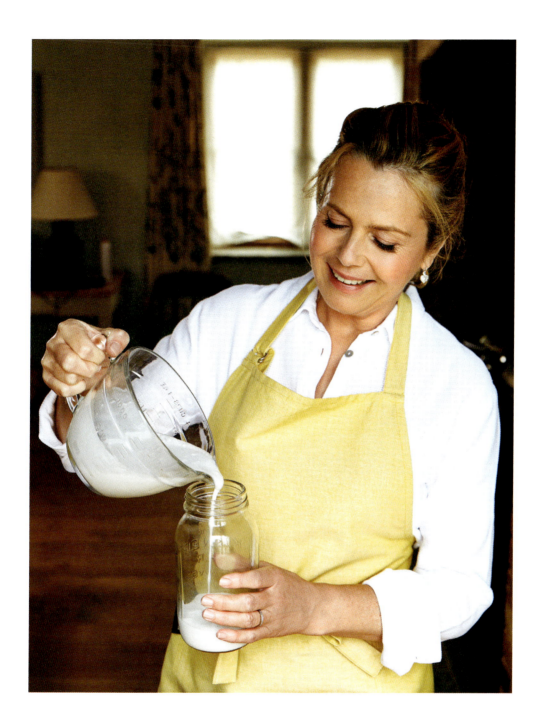

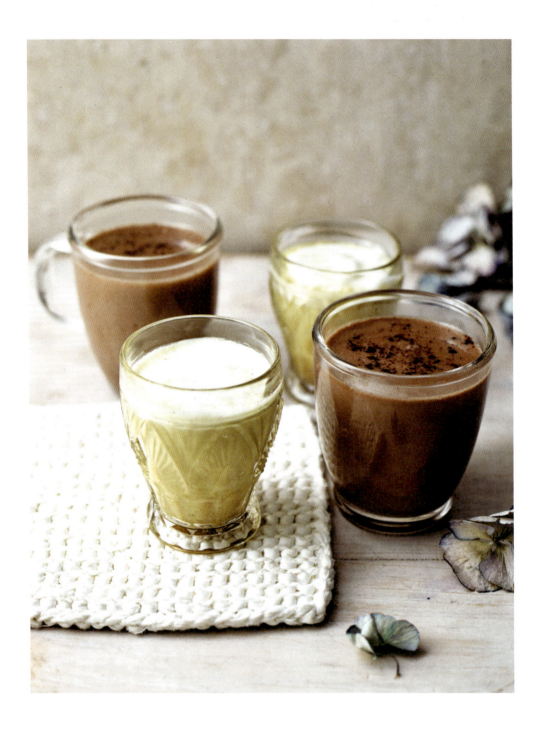

222 | Bebidas

Chocolate quente picante

Adoro este chocolate quente picante sem adição de açúcar – só muito chocolate amargo mesmo, que é rico em antioxidantes, ferro e magnésio. Aromatizado com canela, que ajuda a acelerar o metabolismo, também é uma bebida que ajuda as bactérias benéficas do intestino. Mas, atenção: não consuma à noite, pois o alto teor de cafeína do chocolate amargo pode prejudicar o sono – e, obviamente, também evite se tiver alguma sensibilidade ao chocolate amargo.

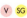 **RENDE 2 PORÇÕES** 200 calorias

300 ml de leite de origem animal ou de aveia (para fazer seu leite de aveia caseiro, deixe a aveia de molho em água fria, bata no liquidificador e depois coe)
2 colheres de chá de óleo de coco
30 g de chocolate amargo (85% cacau) ralado
4 bagas de cardamomo esmagadas
½ colher de chá de canela em pó e mais um pouco para servir

- Coloque o leite em uma panela para ferver. Acrescente o óleo de coco, o chocolate, as bagas de cardamomo e a canela e mexa tudo.
- Em fogo médio e com o leite apenas fervilhando, mexa bem por 3-4 minutos, até que o chocolate derreta.
- Divida em dois copos resistentes ao calor e salpique um pouco mais de canela por cima para servir.

Bebidas | 223

Chai latte com cúrcuma

Os sabores aromáticos e estimulantes desta bebida realmente elevam meu espírito a qualquer hora do dia em que eu a prepare. Cada especiaria tem sua propriedade salutar: a cúrcuma é um poderoso anti-inflamatório, o gengibre moído é uma fonte de ferro e magnésio, e a canela ajuda a controlar o desejo por açúcar. Quem sabe ajuda também a eliminar aquela tentação de comer um biscoitinho para acompanhar! (A fotografia desta bebida está na página 222.)

 RENDE 1 PORÇÃO　　　　　　　　　　　　　　　　　　　　　　　　　　　　96 calorias

2 bagas de cardamomo, somente as sementes
¼ de colher de chá de cúrcuma
½ colher de chá de canela em pó

½ colher de chá de gengibre moído
150-200 ml de leite animal ou vegetal (aveia, castanha ou soja)

- Esmague as sementes de cardamomo em um pilão até ficar um pó bem fino. Transfira para um copo. Acrescente a cúrcuma, a canela, o gengibre e 2 colheres de sopa de água fervente e mexa.

- Aqueça o leite em uma panela até que comece a ferver. Mexa bem até fazer espuma. Despeje-o sobre a mistura de especiarias e mexa de novo, incorporando tudo.

Chá de sálvia

Você pode comprar chá de sálvia em lojas de produtos naturais. A sálvia tem a fama de ser uma santo remédio natural contra as ondas de calor, pois tende a reduzir a inflamação em todo o corpo, equilibrando o sistema imunológico e até prevenindo o diabetes. Também é uma erva muito indicada para aumentar o ânimo.

  RENDE 1 PORÇÃO 5 calorias

4 folhas de sálvia
2 fatias de gengibre fresco
1 fatia de limão-siciliano (ou taiti) cortada ao meio

- Coloque a sálvia, o gengibre e o limão em um bule ou jarro pequeno. Despeje água quente e deixe em infusão por 5 minutos.
- Coe em uma caneca e sirva.

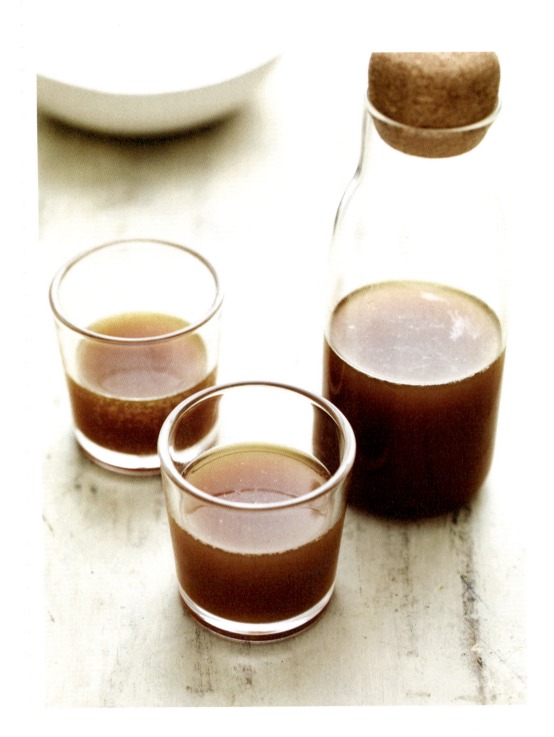

Kvass caseiro de limão e gengibre

O *kvass* é uma bebida fermentada cada vez mais popular com sabor semelhante ao de uma limonada sem açúcar e levemente ácida. Se isso não lhe parecer muito atrativo, experimente-a sobretudo por suas propriedades benéficas à saúde intestinal. Garanto que você vai se acostumar com o sabor.

É uma bebida alternativa aos refrigerantes carregados de açúcares e fosfatos, que roubam o cálcio dos nossos ossos, já vulneráveis. Você pode preparar o *kvass* de vários sabores: limão e gengibre é uma boa combinação, assim como maçã e gengibre ou ruibarbo e hortelã.

V SL SG RENDE CERCA DE 1 LITRO

424 calorias por receita

1,2 litro de água morna
50 g de melado de cana
100 g de mel cru e orgânico
20 g de uva-passa

½ colher de chá de fermento biológico seco
100 g de gengibre fresco picado
1 limão-siciliano (ou taiti) picado

- Coloque a água em um recipiente plástico hermético e acrescente os outros ingredientes. Mexa bem para dissolver o melado e o mel.

- Tampe e reserve em temperatura ambiente, mexendo de vez em quando para deixar o líquido borbulhante em fermentação "arrotar". Depois de alguns dias, pegue uma colher grande de metal e retire a espuma que ficará na superfície, a uva-passa, o gengibre e o limão (descarte-os em uma composteira, se tiver uma).

- Coe em garrafas esterilizadas e refrigere até o dia seguinte. Conserve no refrigerador e consuma dentro de uma semana.

Supervitamina para a pele

Quando preparo uma vitamina, adoro acrescentar ingredientes que valem ainda mais a pena. Além da vitamina C e dos antioxidantes nessas frutas de baixo índice glicêmico, adiciono colheradas de colágeno em pó e ácido hialurônico, que, quando consumidos regularmente, ajudam a melhorar a saúde da pele, das articulações e dos ossos.

 RENDE 1 PORÇÃO — 96 calorias

- 50 g de framboesas
- 50 g de mirtilos
- 50 g de morangos
- 1 medidor de colágeno em pó (ou conforme as instruções da embalagem)
- 1 colher de chá de ácido hialurônico (ou conforme as instruções da embalagem)
- 50 g de iogurte fresco natural

- Coloque as frutas vermelhas em um processador de alimentos ou liquidificador. Adicione o colágeno em pó, o ácido hialurônico e o iogurte e bata até ficar homogêneo.
- Acrescente 200 ml de água e bata de novo, para misturar todos os ingredientes. Coloque em um copo e sirva.

> **DICA DA LIZ**
>
> Para ter um café da manhã rápido e energizante, prepare esta receita na noite anterior. Depois, é só armazená-la em um recipiente hermético no refrigerador. Não deixe no refrigerador por muito tempo, pois os ingredientes começam a se desagregar. Mexa bem antes de beber.

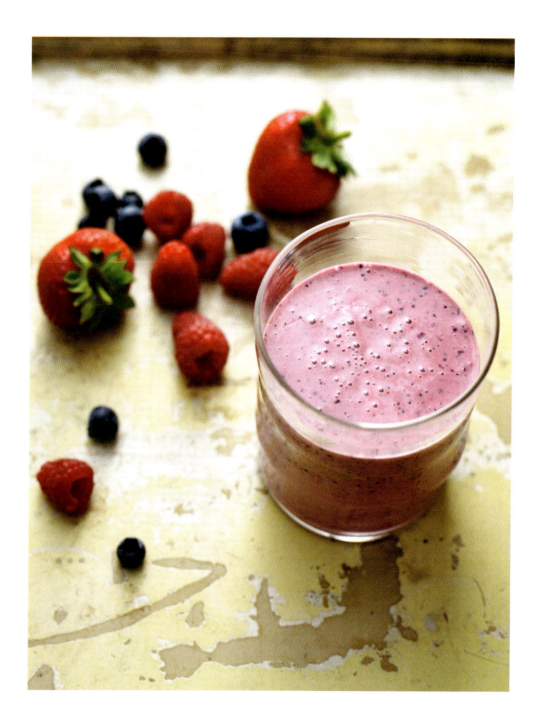

Bebidas | 229

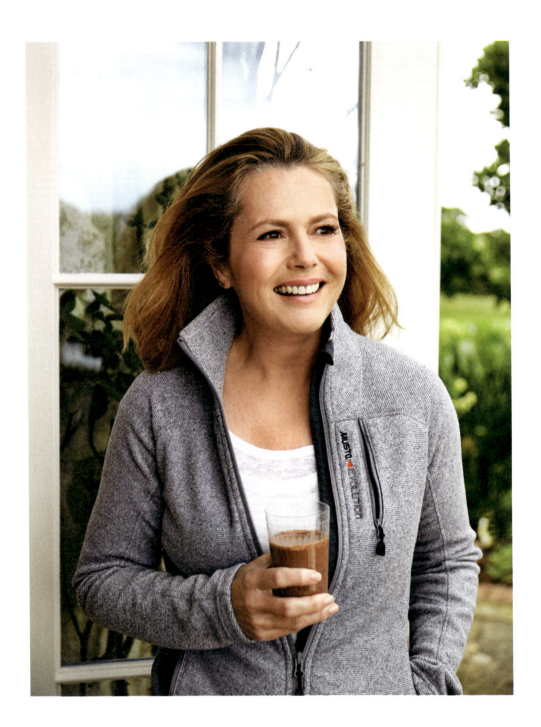

Shake de proteína de chocolate

Adoro o sabor cremoso do chocolate neste shake, que é especial para restaurar o corpo após um treino de academia, ou para levantar o ânimo de manhã, com sua combinação de cacau (conhecido por seu teor de ferro, magnésio e cálcio) e mirtilos doces (uma fruta de baixo índice glicêmico, rica em vitamina C e antioxidantes).

A proteína vegetal em pó e o iogurte natural fresco ajudam a incrementar o conteúdo proteico e aumentar a massa muscular – o que, por sua vez, ajuda a acelerar o metabolismo. Além disso, a manteiga de amêndoas e o óleo de coco são uma forma deliciosa de usar gorduras boas em uma bebida.

 RENDE 2 PORÇÕES   349 calorias

2 colheres de sopa de cacau orgânico em pó
3 colheres de sopa de manteiga de amêndoas
100 g de mirtilos
150 g de iogurte fresco natural

2 colheres de sopa de proteína vegetal em pó (de ervilha, soja ou arroz – não whey, que é de origem animal)
1 colher de chá de óleo de coco
1 colher de chá de essência de baunilha
4-6 cubos de gelo (se você preferir seu shake gelado)

- Coloque o cacau em pó em um processador de alimentos ou liquidificador e acrescente a manteiga de amêndoas, os mirtilos, o iogurte, a proteína vegetal em pó, o óleo de coco e a essência de baunilha.
- Bata para misturar tudo. Acrescente 200 ml de água e bata de novo até ficar cremoso.
- Divida em dois copos e sirva com gelo, se preferir.

DICA DA LIZ

Para ter uma vitamina ainda mais nutritiva, você também pode usar o leite de amêndoas. Para fazer o seu próprio leite vegetal de amêndoas, coloque 50 g de amêndoas inteiras com pele em uma tigela e despeje 75 ml de água. Deixe de molho por 4 a 8 horas. Em seguida, escoe bem. Coloque em um processador de alimentos com 200 ml de água fria e bata até que as amêndoas fiquem bem trituradas e a água fique leitosa. Usando uma peneira ou um coador de voal, transfira a mistura para uma tigela, pressionando bem para extrair todo o líquido. Coloque em um jarro e complete com mais água, se precisar. Mantenha no refrigerador e consuma em, no máximo, 2 dias.

Referências

CAPÍTULO UM: PRÉ-MENOPAUSA 40+

HAMER, Mark; LAVOIE, Kim L.; BACON, Simon L. Taking up physical activity in later life and healthy ageing: the English longitudinal study of ageing. *British Journal of Sports Medicine*, v. 48, 2014, p. 239-243. DOI 10.1136/bjsports-2013-092993. Disponível em: https://bjsm.bmj.com/content/bjsports/48/3/239.full.pdf. Acesso em: 28 ago. 2019.

HEDERSTIERNA, C. *et al*. The menopause triggers hearing decline in healthy women. Karolinska Institutet. *Hearing Research*, set. 2009, v. 259, p. 31-35. DOI 10.1016/ j.heares.2009.09.009.

HOOSHMAND, B. *et al*. Homocysteine and holotranscobalamin and the risk of Alzheimer disease: a longitudinal study. *Neurology*, 2010, v. 75, p. 1408-1414.

JOHANSSON, Kari; NEOVIUS, Martin; HEMMINGSSON, Erik. Effects of anti-obesity drugs, diet, and exercise on weight-loss maintenance after a very-low-calorie diet or low-calorie diet: a systematic review and meta-analysis of randomized controlled trials. *The American Journal of Clinical Nutrition*, jan. 2014, v. 99, p. 14-2. DOI 10.3945/ajcn.116.14560.

MAEDA, Sergio Setsuo. Recomendações da Sociedade Brasileira de Endocrinologia e Metabologia (SBEM) para o diagnóstico e tratamento da hipovitaminose D. *Arquivos Brasileiros de Endocrinologia & Metabologia*. jul. 2014, v. 58. DOI 10.1590/0004-2730000003388.

MISHRA, Gita D. *et al*. Early menarche, nulliparity and the risk for premature and early natural menopause. *Human Reproduction*, v. 32, n. 3, jan. 25, 2017. DOI 10.1093/humrep/dew350.

MUKA, Taulant *et al*. Premature or early-onset menopause associated with increased risk of coronary heart disease, CVD mortality, all-cause mortality. *JAMA Cardiology*, Erasmus University Medical Center, Rotterdam. 14 set. 2016. Disponível em: https://media.jamanetwork.com/news-item/premature-or-early-onset-menopause-associated-with-increased-risk-of-coronary-heart-disease-cvd-mortality-all-cause-mortality/. Acesso em: 3 set. 2019.

OFFICE OF NATIONAL STATISTICS (ONS). *Statistical bulletin 2016*. Disponível em: ons.gov.uk. Acesso em: 28 ago. 2019.

PURDUE-SMITHE, Alexandra C. *et al*. Vitamin D and calcium intake and risk of early menopause. *The American Journal of Clinic Nutrition*, jun. 2017, v. 105, p. 1493-1501. DOI 10.3945/ajcn.116.145607.

SOARES, Cláudio de Novaes; COHEN, Lee Stuart. The perimenopause, depressive disorders, and hormonal variability. Center for Women's Mental Health, Perinatal and Reproductive Psychiatry Clinical Research Program, Massachusetts General Hospital, Harvard Medical School. *São Paulo Medical Journal*, abr. 2001. DOI: 10.1590/S1516-31802001000200008. Disponível em: http://www.scielo.br/pdf/spmj/v119n2/4125.pdf. Acesso em: 28 ago. 2019.

VAN VOORHIS, Bradley J. *et al*. The effects of smoking on ovarian function and fertility during assisted reproduction cycles. Department of Obstetrics and Gynecology, University of Iowa College of Medicine, Iowa City, USA. *Obstetrics & Gynecology*, nov. 1996, v. 88, p. 785-791.

CAPÍTULO DOIS: SINTOMAS

AVIS, Nancy E. *et al*. A pilot study of integral yoga for menopausal hot flashes. *Menopause – The Journal of the North American Menopause Society*. ago. 2014, v. 21, p. 846-854. DOI 10.1097/GME.0000000000000191. Disponível em: www.ncbi.nlm.nih.gov/pmc/articles/PMC4110168. Acesso em: 28 ago. 2019.

BLÜMEL, J. E *et al*. Sedentary lifestyle in middle-aged women is associated with severe menopausal symptoms and obesity. *Menopause – The Journal of the North American Menopause Society*, maio 2016, v. 23, p. 488-93. DOI 10.1097/GME.0000000000000575.

BRASIL. AGÊNCIA NACIONAL DE VIGILÂNCIA SANITÁRIA (ANVISA). Consolidado de normas de registro e notificação de fitoterápicos. 26 out. 2018. Disponível em: http://portal.anvisa.gov.br/documents/33836/2501251/Consolidado_fitoterapicos_2018.pdf/a2f53581-43e5-47bb-8731-99d739114e10. Acesso em: 29 ago. 2019.

BRASIL. MINISTÉRIO DA SAÚDE. *Manual de atenção à mulher no climatério / menopausa*. Brasília, 2008. Disponível em: http://bvsms.saude.gov.br/bvs/publicacoes/manual_atencao_mulher_climaterio_menopausa.pdf. Acesso em: 30 ago. 2019.

GENAZZANI, A. R *et al*. The European menopause survey 2005: women's perceptions on the menopause and postmenopausal hormone therapy. *Gynecological Endocrinology*, jul. 2006, v. 22, p. 369-375.

ZAMBOTTI, Massimiliano de *et al*. Menstrual cycle-related variation in physiological sleep in women in the early menopausal transition. *Journal of Clinical Endocrinology & Metabolism*, jun. 2015, v. 100. DOI 10.1210/jc.2015-1844.

CAPÍTULO TRÊS: TRH

CONSELHO FEDERAL DE MEDICINA (CFM). *Conselho Federal de Medicina proíbe o uso das terapias antienvelhecimento no país*. 18 out. 2012. Disponível em: o país http://www.portal.cfm.org.br/index.php?option=com_content&view=article&id=23324%3Aconselho-federal-de-medicina-proibe-o-uso-das-terapias-antienvelhecimento-no-pais&catid=3%3Aportal&Itemid=1. Acesso em: 29 ago. 2019.

FEDERAÇÃO BRASILEIRA DAS ASSOCIAÇÕES DE GINECOLOGIA E OBSTETRÍCIA (FEBRASGO). *Posição da Febrasgo sobre o tratamento de "modulação hormonal" para o antienvelhecimento*. 5 out. 2018. Disponível em: https://www.febrasgo.org.br/pt/noticias/item/647-posicao-da-febrasgo-referente-ao-julgamento-da-segunda-turma-do-tribunal-regional-federal-da-5-regiao-sobre-o-tratamento-de-modulacao-hormonal-para-o-antienvelhecimento. Acesso em: 29 ago. 2019.

HENDERSON, Victor; WATT, L.; BUCKWALTER, J. G. Cognitive skills associated with estrogen replacement in women with Alzheimer's disease. *Psychoneuroendocrinology*, 1996, v. 21, p. 421-430.

PACELLO, Poliana Cordeiro César. *Prevalência e fatores associados ao uso de terapia hormonal e terapia não hormonal no tratamento da menopausa*: estudo de base populacional. 2018. 128 p. Tese (doutorado) – Universidade Estadual de Campinas, Faculdade de Ciências Médicas, Campinas, SP. Disponível em: http://www.repositorio.unicamp.br/handle/REPOSIP/331539. Acesso em: 3 set. 2018.

PAGANINI-HILL, A.; HENDERSON, V. W. Estrogen replacement therapy and risk of Alzheimer's disease. *Archives of Internal Medicine*, out. 1996, v. 156, p. 2213-2217.

TANG, M. X. *et al*. Effect of oestrogen during menopause on risk and age at onset of Alzheimer's disease. *The Lancet*, ago. 1996, v. 348, p. 429-432.

WICKELGREN, Ingrid. Estrogen stakes claim to cognition. *Science, maio* 1997, v. 276, p. 675-678. DOI 10.1126/science.276.5313.675.

CAPÍTULO QUATRO: SAÚDE DOS OSSOS

HEANEY, Robert P. Protein and calcium: antagonists or synergists? *The American Journal of Clinical Nutrition*, abr. 2002, v. 75, p. 609-610. Disponível em: https://doi.org/10.1093/ajcn/75.4.609. Acesso em: 28 ago. 2019.

LAIRD, Eamon J. *et al*. Greater yogurt consumption is associated with increased bone mineral density and physical function in older adults. *Osteoporosis International*, ago. 2017, DOI 10.1007/s00198-017-4049-5.

VOLPE, A. *et al*. Oral discomfort and hormone replacement therapy in the post-menopause. *Maturitas – The European Menopause Journal*, mar. 1991, v.13, p.1-5. Disponível em: https://doi.org/10.1016/0378-5122(91)90279-Y. Acesso em: 28 ago. 2019.

CAPÍTULO SEIS: SEXO (E RELACIONAMENTOS)

AVIS, N. E. *et al*. Change in sexual functioning over the menopausal transition: results from the Study of Women's Health Across the Nation. *Menopause*, abr. 2017, v. 24, p. 379-390.

KUH, Diana; CARDOZO, Linda; HARDY, Rebecca. Urinary incontinence in middle-aged women; childhood enuresis and other lifetime risk factors in British prospective cohort. *Journal of Epidemiology and Community Health*, 1999, v. 53, p. 453-458. Disponível em: https://jech.bmj.com/content/jech/53/8/453.full.pdf. Acesso em: 28 ago. 2019.

SCHICK, Vanessa *et al.* Sexual behaviors, condom use, and sexual health of Americans over 50: implications for sexual health promotion for older adults. *Journal of Sexual Medicine*, 2010, v. 7, p. 315-329. DOI 10.1111/j.1743-6109.2010.02013.x.

WAKE FOREST BAPTIST HEALTH. Women experience marked decline in sexual function in months immediately before and after onset of menopause, nov. 2016. Disponível em: https://newsroom.wakehealth.edu/News-Releases/2016/11/Women-Experience-Marked-Decline-in-Sexual-Function-Before-After-Onset-of-Menopause. Acesso em: 28 ago. 2019.

CAPÍTULO SETE: EMOÇÕES

AYERS, Beverley; FORSHAWB, Mark; HUNTER, Myra S. The impact of attitudes towards the menopause on women's symptom experience: a systematic review. *Maturitas*, v. 65, 2010, p. 28-36. Disponível em: *https://www.maturitas.org/article/S0378-5122(09)00397-1/pdf*. Acesso em: 28 ago. 2019.

CARTER, Diana. Depression and emotional aspects of the menopause. *BC Medical Journal*, v. 43, n. 8, out. 2001, p. 463-466. Disponível em: https://www.bcmj.org/articles/depression-and-emotional-aspects-menopause. Acesso em: 28 ago. 2019.

FACULTY OF OCCUPATIONAL MEDICINE (FOM). *Guidance on menopause and the workplace*. Disponível em: http://www.fom.ac.uk/health-atwork-2/information-for-employers/dealing-with-health-problems-in-the-workplace/advice-on-the-menopause. Acesso em: 28 ago. 2019.

GANGWISCH, James E *et al.* High glycemic index diet as a risk factor for depression: analyses from the Women's Health Initiative. *American Journal of Nutrition*, ago. 2015. DOI 10.3945/ajcn.114.103846.

KIM, In-Hong; KIM; Tae-Young; KO, Young-Wan. The effect of a scalp massage on stress hormone, blood pressure, and heart rate of healthy female. *Journal of Physical Therapy Science*, out. 2016, v. 28, p. 2703-2707. DOI 10.1589/jpts.28.2703.

MUHLBAUER, Varda; CHRISLER, Joan C. (Eds.). *Women over 50*: psychological perspectives. New York: *Springer*, 2007.

MORHENN. V; BEAVIN, L. E; ZAK; P. J. Massage increases oxytocin and reduces adrenocorticotropin hormone in humans. *Alternative Therapies in Health and Medicine*, nov./dez. 2012, v. 18, p. 11-18.

SCHNEIDER, L. S. *et al.* Estrogen replacement and response to fluoxetine in a multicenter geriatric depression trial. Fluoxetine collaborative study group. *American Journal of Geriatric Psychiatry*, 1997, v. 5, p. 97-106.

Serviços

Lizearlewellbeing.com: adicione aos favoritos para ter atualizações e informações sobre as últimas novidades em estilo de vida saudável. Cadastre-se para receber a newsletter semanal gratuita.

SERVIÇOS

Sociedade Britânica da Menopausa – thebms.org.uk
The Menopause Exchange – menopause-exchange.co.uk
Menopausesupport.co.uk
The Daisy Network – daisynetwork.org (para IOP)
Rede de Apoio à Menopausa Prematura – earlymenopause.com
Red Hot Mamas – In Charge of Change – redhotmamas.org
Fundação Internacional para a Osteoporose – iofbonehealth.org
Associação Britânica de Cirurgiões Plásticos Estéticos (BAAPS) – baaps.org.uk
Relate – relate.org.uk

PROFISSIONAIS DE SAÚDE – CRÉDITOS

Dra. Louise Newson – menopausedoctor.co.uk
Terapeuta comportamental cognitiva (TCC) – Anna Albright – annaalbright.com
Clínico geral e especialista em distúrbios sexuais – dr. Anand Patel – sexmedicine.co.uk
Especialista em sono – dr. Michael Breus – thesleepdoctor.com
Fisiologista e terapeuta do sono – dra. Nerina Ramlakhan – drnerina.com
Cirurgião plástico – Olivier Amar – olivieramar.co.uk
Neuropsiquiatra – dra. Louann Brizendine – thefemalebrain.com
Ginecologista – dra. Sara Gottfried – saragottfriedmd.com
Ginecologista – dra. Rebecca Booth – veneffect.com
Personal trainer – Michael Garry – michaelgarry.london
Fundadora da Body Control Pilates – Lynne Robinson – bodycontrolpilates.com
Professora de ioga – Barbara Currie – barbaracurrie.com
Dentista de celebridades – dr. Richard Marques – wimpolestreetdental.com
Osteopata – Nick Cowan – nickcowanosteopath.co.uk

SUGESTÕES DE LEITURA

The venus week, de Rebecca Booth, MD (Telemachus Press, 2014)
The hot topic, de Christa D'Souza (Short Books, 2016)
The hormone connection, de Gale Maleskey e Mary Kittel (Rodale Books, 2001)

Com agradecimentos especiais a Olivia Morris, Emma Marsden e Sarah Hartley. Também a Kerry September, Jonothon Malone e Lily Earle, por seus inestimáveis serviços de maquiagem, cabelo e estilo.

Índice remissivo

acidente vascular cerebral (AVC), 14, 47, 49-50
ácido hialurônico (HA), 70
ácidos graxos essenciais, 65
açúcar, 23-25, 28, 75, 81, 86, 100
acupuntura facial, 73
adrenalina, 24, 35, 92
Agnus castus, 39
água
    e hidratação, 20-21, 34, 36, 74, 91
    retenção de líquidos, 12, 27
Albright, Anna, 87
álcool, 20, 25, 27, 30, 58, 61
alimentação, 22
    digerir a, 38
alopecia androgenética, 90
Alzheimer, mal de, 24, 53
Amar, Olivier, 52, 75
andrógenos, 33, 48, 90
andropausa, 89
ansiedade, 12, 14, 27-28, 35, 39, 87, 97
antidepressivos, 80, 87, 89, 97
articulações, dor nas, 27
asma, 49
assoalho pélvico
    exercícios, 35, 83-85
    músculos, 83
ataques cardíacos, 17, 47, 49

beleza, 64-77, *ver também* olhos, pele, UVA
    ácido hialurônico (HA), 70
    acupuntura facial, 73
    base, 66
    cabelo, 68-69
    cílios, 67-68
    corretivos, 66
    creme para as mãos, 66
    fotorrejuvenescimento a laser, 72
    hidratação, 65
    microagulhamento, 72
    peeling facial, 70

plasma rico em plaquetas (PRP), 72
produtos, 31-32
sobrancelhas, 67
tratamentos cosméticos, 69
bexiga, problemas na, 12, 27, 34
    soluções para, 34-35
biotina, 33, 90
boca seca, 27
Booth, Rebecca, 58
Brady, Jullien, 20
Brizendine, Louann, 93

cafeína, 21, 25, 27-28, 34, 58, 61, 86
cãibras nas pernas, 45
cálcio, 15, 21, 23, 25, 40, 54-56, 58, 60-61, 74, 91, 100
calcitonina, 55
calcitrol, 55
calorias, 24, 38
câncer, 18, 39
    de mama, 18, 20, 46-47, 87
    do ovário, 47
candidíase, 37, 78-81
cansaço, 12, 20, 28, 36, 83
carboidratos, 38, 91
Chrisler, Joan, 88
ciclo menstrual, 16, 27
cistite, 37, 49, 85
coágulos sanguíneos, 47
colágeno, 31-32, 37, 49, 58, 70, 72, 79
    promotores do, 73
concentração, 27, 48
constipação, 19, 85
contraceptivo, 14
cortisol, 25, 28, 35, 75, 90, 92
Cowan, Nick, 56
Currie, Barbara, 76
Currie, Heather, 47

demência, 13, 18, 53, 91
depressão, 13, 19, 24, 26-27,

35, 39, 79, 86-87, 89, 91, 97
desidratação, 21, 34
diabetes, 79, 97
    tipo 2, 18, 23, 50
dieta e menopausa, 15
digestão, 19
dihidroxivitamina D, 55
diuréticos, 21, 91
divórcio, 93
doença arterial coronariana, 14
doença cardíaca, 13, 46
doença cardiovascular, 13-14, 17-18, 23, 49-50, 57
    morte por, 14 Dong quai, 39
dor de cabeça, 20, 27, 36, 41, 45, 87, *ver também* enxaqueca
    soluções, 36-37
dor no peito, 27
dor pélvica, 85

emoções, 86-95, *ver também* ansiedade, cansaço, depressão, hormônios, humor, irritabilidade, terapia comportamental cognitiva, vontade de chorar
    ligadas à menopausa, 86
endometriose, 34, 48
enxaqueca, 48, *ver também* dor de cabeça
epilepsia, 48
erva-de-são-cristóvão, 39
estimulantes, 21
estradiol, 16
estrona, 16
estufamento abdominal, 45
exercícios, 18, 25, 30, 35-36, 38, 54, 74, 82, *ver também* ioga, Tai Chi
    alongamentos, 76-77
    de força, 56-57

falta de ar, 27

fase lútea, 16
fertilidade, 13-15, 20, 73, 85, 90, 97
fibra, comer, 22, 61
fitatos, 61
fitoestrógenos, 35, 65
fitoterápicos, 39, 41
flatulência, 81-82
fluoxetina, 87
formato do corpo, mudança no, 27
Fundação Internacional de Osteoporose (IOF), 62

Garry, Michael, 77
gengivas, doença das, 27
Glenville, Marilyn, 21
glicemia, 21, 50, 91
gordura corporal, reduzindo a, 75
gorduras saudáveis, 24, 92
Gottfried, Sara, 92
gravidez, 13, 16-17, 55, 82, 97

Hennezel, Marie de, 82
Hewison, Martin, 35
hirsutismo, 32-33
  soluções para, 32-33
histerectomia, 14, 45, 47, 58, 79, 84-85
hormônio folículo-estimulante (FSH), 16
hormônio luteinizante, 16
hormônios, 16-18, 20, 22, 24-28, 31, 33-40 55, 75, 90-93, *ver também* calcitonina, calcitrol, cortisol, dihidroxivitamina D, paratireoide, testosterona e antidepressivos, 87
humor, 48-49
  alterações do, 27, 35
  soluções para, 35
incontinência, 27, 34, 83-84
índice de massa corpórea (IMC), 17, 25, 97
indigestão, 28, 45
infecções do trato urinário (ITUs), 34
infecções por fungos, 27
infertilidade, 13, 15, 20
inhame, 42
insônia, 27, 39, 41, 86

insuficiência ovariana prematura (IOP), 13
intestino, saúde e problemas do, 19, 25, 28
ioga, 30, 34, 36, 41, 54, 75-76, 92
irritabilidade, 35, 39, 86

JAMA Cardiology, 14
Jolie, Angelina, 93
Journal of Clinical Endocrinology & Metabolism, 27

laser, fotorrejuvenescimento a, 72
libido, 12, 17, 22, 27, 41, 48, 78-79, 86-87, 92
lúpus eritematoso sistêmico, 48

magnésio, 21, 60, 62
mamografia, 53
Marques, Richard, 60
massagem, 36, 93
medicina chinesa, 39, *ver também* acupuntura facial
meditação, 29, 41
melatonina, 28, 83, 91-92
memória, perda de, 27 ,90-91
menopausa, 15, 17, 22, 25, 34-40, 46-47, 54-55, 57, 64, 78, 81, 86-87, 92-93, 96-97
  apoiando mulheres no local de trabalho na, 89-90
  atitudes negativas para com a, 88-89
  atitudes positivas para com a, 88-89, 93
  definição de, 12-13
  e o fumo, 20
  masculina, 89
  prematura, 13-14
  sintomas da, 26-41
menstruação, 12-15, 27, 34, 52, 78
  sangramento irregular, 45micronutrientes úteis, 21
minerais, 21, 61-62, 91
miomas, 48, 85
movimento rápido dos olhos (MRO), 28
Muhlbauer, Varda, 88

náuseas, 36, 45
Newson, Louise, 52-53, 97
nível de energia, 48
noradrenalina, 27
nutrição, 19, 28-29, 32, 40, 54, 60-63, 74, 82, 91, *ver também* açúcar, cafeína, cálcio, fibra, gorduras, proteína, vitaminas
  água para a saúde dos ossos, 59
  quando fazer o café da manhã, 91
obesidade, 18, 25, 27, 39, 44, 47, 97
ocitocina, 93
odor corporal, mudança no, 40

olhos
  corretivo quando cansada, 66
  proteção dos, 73
  secos, 27
ômega 3, 24, 35, 61, 79, 92,100
ondas de calor, 14, 21, 25, 27, 29-30, 39, 41, 47, 49, 86-87
  soluções para, 30-31
ossos, dor nos, 34
ossos, saúde dos, 54-63, *ver também* osteoporose
  e a nutrição, 54   ossos do maxilar/dentes, 59-60
  perda de densidade, 22
  suplementos, 62
osteoporose, 13, 17-18, 23, 25, 49, 52, 54-63
  facial, 58
ovários, 12-14, 16-17, 27, 42, 48, 93, *ver também* insuficiência ovariana prematura   câncer nos, 46-47
ovulação, 13, 16, 34

palpitações, 14, 27, 30, 39
paratireoide, 55Patel, Anand, 83
peeling facial, 70
pele
  coceira na, 27
  cuidados essenciais para a, 74

Índice remissivo   237

e colágeno, 70
flácida, 12
fotorrejuvenescimento a laser, 72
hidratante, 70
proteção contra os raios UVA,
64-65
sem vida, 27, 31-32
soluções para, 31-32
pelos faciais, 33
perda de água transepidérmica, 65
perda de audição, 19, 27, 49
perda de cabelo, 27, 32-33, 90
soluções para, 32-33
peso, 25
aumento de, 12, 27, 37-39, 41
controle do, 18, 92
soluções para, 38-39
Pilates, 34, 57, 75-76
plasma rico em plaquetas (PRP), 72
pós-menopausa, 12-13, 15-16,
53, 59-60, 85, 91
definição de, 12
postura, 76
pré-menopausa, 12-25
comendo e bebendo durante a,
20-24
definição de, 12
sintomas da, e solução para,
26-41
pressão arterial, 17, 75
probióticos, 74, 80, 82, 85
progesterona, 16-17, 35, 42-45,
48, 60, 82, 85
progestógeno, 44proteína, 22,
24, 31, 33, 36, 40, 54,
60-61, 73, 90-92
protetor solar, 64-65
puberdade, 13
relação com a menopausa, 15

queda de cabelo, 90
soluções para, 32-33
quimioterapia, 14

radioterapia, 14
Ramlakhan, Nerina, 91
relacionamentos, *ver* sexo
retenção de líquidos, 45
rins, 55
câncer nos, 18

doença dos, 48
Robinson, Lynne, 76

sal, 22, 61, 86, *ver também*
sódio
saúde bucal, 18
saúde, cuidando da própria,
17-20
seios 75, *ver também* câncer
tratamentos estéticos, 69, 96
aumento dos, 27, 45
serotonina, 91
sexo, 48, 78-85, *ver também*
libido; vagina, secura da
mudança de atitude no, 78
síndrome do intestino irritável, 34
síndrome geniturinária da
menopausa (GSM), 80
sintomas vasomotores (SV), 25
sistema imunológico, 23, 35, 57
sistema reprodutor, 14
sódio, 61
sono, 12, 21-22, 27-29, 39, 41,
42, 45, 49, 57, 76, 83,
91-92
movimento rápido dos olhos
(MRO), 28
ondas lentas, 27
suores noturnos, 25, 27, 29-31,
34, 39, 41, 49, *ver também*
ondas de calor

tabagismo, 30
Tai Chi, 57
tensão, 35, 39, 76
terapia comportamental cognitiva
(TCC), 35, 87-88, 94
terapia de reposição hormonal
(TRH), 29, 32, 37, 41,
42-53, 55, 58, 60, 81, 87
benefícios da, 49
bioidêntica, 45
como fazer a, 44
conteúdo da, 42-44
duração do tratamento, 52
e a demência, 53
e a menstruação, 52
e a pós-menopausa, 53
e a saúde bucal, 60
e a testosterona, 48

e o câncer, 46-47
efeitos colaterais da, 45
prevenir ou remediar, 50
riscos da, 46
terapias complementares, 39
testosterona, 35, 40, 48, 58,
79, 89
tinido, 27
TPM, 12, 39, 86
transtornos alimentares,
25triptofano, 92
trombose, 21, 48
trombose venosa profunda (TVP),
21, 47

UVA, 64-65, 73
vagina, 34, 84
coceira na, 81
infecções, 79
lubrificantes, 37
secura da, 20, 24, 27, 37,
39, 49, 78, 80-81
soluções para, 37, 80-81

vitaminas, 21, 33
A, 40, 62
ácido fólico, 62
B, 24
B6, 62
B12, 24, 61, 62
C, 32, 39, 73, 79
complexo B, 24, 62
D, 23, 25, 35, 40, 54-55,
60-61, 74, 90
E, 24, 32, 40, 65, 74
K, 62
vontade de chorar, 35
vulva, 79

zinco, 62, 79

Índice de receitas

Abacate, feijão e pasta de ricota no pão de fermentação natural, 112

Almôndegas de peito de peru e ervas ao molho de tomate e macarrão vegetal, 188

Almôndegas vegetarianas de brócolis e castanhas, 192

Arroz de beterraba com lentilha com cavalinha, 140

Arroz defumado com peito de peru, pimentão vermelho e aspargos, 199

Banquete de frutos do mar de sábado à noite, 169

Batata-doce assada com feijão-preto, 184

Biscoitos de aveia com sementes, 126

Bolinhos vegetarianos, 152

Brigadeiros de pistache, figo, coco e nibs de cacau, 124

Brócolis, arroz integral e tofu, 187

Caldo de carne ao estilo asiático, 200

Chá de sálvia, 225

Chai latte com cúrcuma, 224

Chocolate quente picante, 223

Cogumelos grelhados com feijão, 107

Costeleta de cordeiro condimentada e pilaf de couve-flor, 178

Curry de lentilha vermelha, espinafre, tomate e ovo com manteiga ghee, 155

Damascos poché simples, 215

Feijão-branco ao molho com endro, 148

Fígado de vitelo com pimentão, cebola e feijão, 183

Figos frescos com queijo cottage, 132

Filé simples com purê de pastinaca e feijão-branco, 173

Filés de couve-flor com homus e queijo feta, 136

Frango à caçadora, 181

Frango assado fácil, 196

Frango com limão e sálvia, 166

Granola de castanhas, 117

Hambúrgueres de batata-doce assada, 174

Kedgeree rápido, 191

Kefir, 220

Kvass caseiro de limão e gengibre, 227

Lanches de potinho da Liz, 127

Minestrone de verão, 144

Mingau de três sementes, 118

Montinho de verão com frutas vermelhas, 216

Muffins não muito doces, 208

Ovos assados, 108

Ovos mexidos com brotos de lentilha e agrião, 111

Panqueca socca, 160

Panquecas com frutas vermelhas, 104

Pão de sementes, 207

Pãozinho de chá-preto, 211

Papelote de cavalinha com tahine, 170

Patê de cavalinha fresca, 163

Peras assadas com crumble de nozes, 204

Potinho de manteiga de amendoim ou amêndoa, 131

Potinhos de chocolate e coco, 212

Potinhos de maçã, canela e chia, 121

Remoulade de aipo-rábano e couve-rábano com frutos do mar, 147

Salada quente de vagem, 151

Salmão com erva-doce e arroz de beterraba, 177

Salmão defumado no pão de centeio com ovos nevados, 115

Sardinhas grelhadas e salada refrescante de verão, 195

Shake de proteína de chocolate, 231

Sopa de cenoura e abóbora ao molho de rúcula, 139

Sopa de espinafre e agrião com tempero tailandês, 159

Supervitamina para a pele, 228

Truta grelhada com cozido de legumes, 180

Vitamina verde saudável, 116

Wraps de tempeh, 143

Wraps de nori, 156

Sobre a autora

Liz Earle é uma das mais respeitadas e confiáveis autoridades britânicas na área de bem-estar. Autora premiada, conta com mais de trinta livros campeões de venda sobre os temas de nutrição, dieta, beleza e cuidados naturais com a saúde. Também foi cofundadora da linha global de cosméticos Liz Earle Beauty Co. em 1995, antes de voltar a escrever e apresentar programas, hoje publicando a revista trimestral *Liz Earle Wellbeing*.

Especialista em alimentação saudável, sua abordagem fundamentada, objetiva e equilibrada lhe rendeu o lugar de visionária na área de bem-estar. Com sua paixão por desmistificar a ciência e compartilhar a sabedoria da saúde, a ponderada voz da razão de Liz tem seguidores merecidamente numerosos e leais na mídia impressa, digital e TV.

Ao voltar de suas viagens de pesquisas pelo mundo, Liz se refugia em uma fazenda de produção orgânica no oeste da Inglaterra com seu marido e seus cinco filhos.

Cadastre-se em sua newsletter gratuita, Wellbeing, que traz novas receitas e dicas sobre a menopausa e a saúde do intestino: www.lizearlewellbeing.com

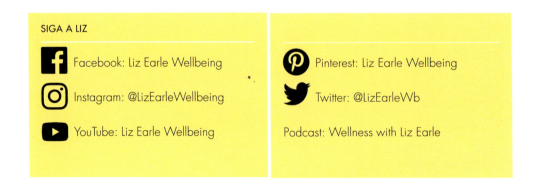